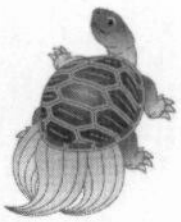

90歳の誕生日をめざして

多田　稔

鳥影社

90歳の誕生日をめざして　目次

《この本を読まれる前に》
・私の経験を記述しました。
・健康を維持するために医学知識は欠かせません。
【豆知識】として「家庭医学大事典」（巻末　参考図書）等から引用しました。
詳細な部分は読み飛ばし、必要に応じて参照して下さい。

はじめに

還暦の時には、80歳まで元気にしているとは思いませんでした。それまでは「60歳で定年になったら、何をしようか」とぼんやり考えていました。

しかし、(現役の頃は) 定年後のことを考えている暇はありませんでした。日ごろ肝臓の血液検査でGOT・GPTが高かったので、虎の門病院に通っていました。60歳のある時、医師から「慢性肝炎の疑いがあるので、肝生検をします。1ヵ月の入院が必要です」と言われました。社会人になってすぐ23歳頃の、盲腸の手術以来の入院でした。

まだ働いていたので「仕事があるので……」と躊躇《ちゅうちょ》していたら「仕事と健康、どちらを選びますか?」と迫られました。「入院は5月○日頃にお願いできますでしょうか」と言ったら「入院日は私が決めます」と叱られました。

検査結果は「C型肝炎」。抗がん剤でウイルスを除去する治療を一年ぐらい続けました。抗がん剤を投与してしばらくはウイルスが検出されないが、2週間もすると検出されます。薬でウイルスが「隠れる」が完全にいなくなった訳ではない、と説明されました。

その後は、抗がん剤の副作用もリスクとしてあるので、投与せずに「様子をみましょう」ということになりました。(幸い、うつ病・脱毛等の副作用はなかった)完全にウイルスが除去され完治したのは、74歳に新薬を2ヵ月間飲んでからでした。発症から20年近く経っていました。

60歳から80歳前までの20年間は、サラリーマンを卒業して「のんびりと余生を楽しむ」生活ではありませんでした。毎日「如何に肝炎を悪化させないように」過ごすかということに専念しました。

(肝生検の時に)「現在は、肝硬変に近い慢性肝炎でC型肝炎と判明しました。放置すると、悪化し、肝硬変 ↓ 肝臓がん ↓『10年間の平均余命』は6割です」、と説明をうけました。

慢性肝炎を悪化させないためには、
「1．バランスのとれた食事（白身魚・鶏のむね肉・脂質の少ない良質なタンパク質）
2．適度な運動
3．睡眠（7時間で熟睡）
4．ストレスの少ない生活」
が必要ですと言われました。この4点がその後の生活の柱となりました。
「一病息災」を頭に入れて、前向きに肝炎ウイルスと闘う日々が続きました。しかし、サラリーマン生活では4点を完璧に出来ない、禅僧の生活なら可能だろう、と思いつつ。

〈バランスのとれた食事〉
入院中のメニューの一例――ご飯・若鶏カラシ焼き皮ナシ・副菜・バナナ・汁・牛乳160㎖、配膳の人が「このままでは、鶏になってしまいますね」と言う程、鶏が多かったです。

〈運動〉

入院中も運動靴・パジャマ姿で院内の通路を何周も歩いていました。四六時中体を動かしているようになりました。91歳ストレッチトレーナーの滝嶋美香さんは「つま先立ちでトイレに行く」といいます。

〈睡眠〉

虎の門病院の医師から「11時就寝、6時起床が理想的です」と言われ、今でも守っています。

〈ストレスの少ない生活〉

サラリーマン時代は、(気が付かなかったが)ストレスの多い生活でした。サラリーマンを卒業してからは、好きな事をやる時間を増やし、嫌なことを避けて生活しています。

60歳まではサラリーマンとして、健康に割く時間は限られていました。出張先でジョギングや水泳もしていましたが、コンスタントに体を動かす習慣にはなっていませんでした。

長年の飲酒（接待と称しての午前様が毎週。ビール・ワイン・日本酒のチャンポンの深酒）がたたり60歳にC型肝炎を発症、70歳前半には早期胃がん、膀胱がんと7回の入院・手術と病との闘いが続きました。

幸いその後は、内臓疾患はなく定期的な検査で入院は卒業しました。しかし数年前から急に体の衰えを感じ始め、「これではいけない」と時間の大半を食事・運動・睡眠の改善にあて、すべて健康の維持・増進を頭において生活するようになりました。

いつまでも医療に頼らず、何とか医者通いから脱したいという願いの毎日です。

現在健康第一の毎日は充実していて、これが幸せなのだと実感しております。

運動・良質な食事等、健康の為に使う時間を優先的に取り、ストレスのない活動をしております。

例えば、3年前からコロナで外出できないので、メダカの孵《ふ》化《か》に挑戦し4回孵化に成功。最近も20匹くらい生まれました。この間世話が大変で、水温センサーなど一式購入し、ほぼ毎日メダカの世話に追われている状況でした。この間メダカの孵化、育成に集中していたので、ストレスがなく（余計なことで悩むことなく）過ごしました。毎日が充実した生活でした。

コロナ第８波が始まった２０２２年12月には、屋久島３泊４日の旅行が出来ました。夏ごろから計画し体調のピークをこの旅行に合わせて、日々の活動を管理しました。体力の衰えを感じていたので不安はありましたが、何とか無事に過ごせました。クラブツーリズムの「あまり歩かなくても楽しめる屋久島の旅」というキャッチフレーズにつられて行ったのですが、実際は山道を30分歩く工程。足元に気を付けてゆっくり歩き無事にクリア、帰った翌日は疲れも少なくストレッチ教室に行けました。

次の旅行は余裕を持って行くのが目標です。来年（２０２３年）は小笠原諸島に行きたい。

屋久島旅行は非日常体験で、３年間にわたる「コロナ引きこもり症候群」から脱出出来ました。

小笠原諸島の次は「天国に一番近い」ニューカレドニアを考えております。

それまでは日常生活のリズムを変えずに、粛々とプログラムを消化する毎日を送るつもりです。

この本を書いた理由の一つは、50歳代の息子二人（現役サラリーマン）にメッセージを送りたかったからです。

私もサラリーマン時代には、健康は後回しでしたから、（親がいたら）親の話は聞かなかったでしょう。息子たちも私の話を聞きません。せめてこの本を読んでくれたら、との思いです。

高齢者の読者は、子供たちに背中を見せてあげればよろしいのではないでしょうか。

「長寿のためのガイドライン」には、「理想は50歳までに生活を見直すこと」とあります。もし、現役サラリーマンの方がこの本を手にされたら、記述の一部をご自分の現状に合わせて読み替えてください。

例えば、「肥満は朝食抜きに始まる」は、（菓子パンと牛乳の）現状を見直し、肥満対策の項目を試しに少しずつ実践されてみてはいかがでしょうか。

第一章　食　事

1）食事の摂り方

朝昼晩と平均して摂る。朝食を大事にし、夕食は軽く。

私は朝昼晩の糖質・タンパク質・脂質の割合を、標準の6対2対2の割合から4対3対3ぐらいに変えました。


〈なぜ夕食は軽めか?〉

寝るまでに活動量が少ないので、消費されなかった糖質・脂質は中性脂肪に作り変えられ蓄積されます。結果、肥満のリスクが高まります。

〈なぜ朝食は大事か?〉

起床後1時間以内に朝食をとる。消化活動が腸の体内時計（子時計、親時計は脳の眉間――視交叉上核《しこうさじょうかく》――にある。詳細は第四章「睡眠」を参照して下さい）をリセットします。牛乳・卵・納豆・鶏肉がよいでしょう。

朝食を抜くと、メラトニンの産生が乱れ、睡眠の質が下がります。

〈理想的な栄養バランス〉

5大栄養素＊――炭水化物（糖質）、タンパク質、脂質、ビタミン、無機質――ミネラル――を念頭に、できるだけ食材の種類の多いメニューを探しました。

＊5大栄養素については、後述【豆知識】を参照のこと。

〈世界最高の長寿食〉家森幸男《やもりゆきお》・武蔵川女子大学国際健康開発研究所所長（文芸春秋2022年4月号）の連載が参考になる。

長寿・短命に大きな影響を与える四つの食品（として要約すると次のようになる）

①塩の排出を進めるカリウムを多く含む野菜・果物を摂ると塩の害を抑えられる。

②魚介類のタウリン（アミノ酸）は血圧・中性脂肪・コレステロールを下げる。
DHA・EPA（オメガ3脂肪酸）は血液をさらさらにし、心筋梗塞を防ぐ。
③大豆（イソフラボン）は動脈硬化・高血圧・糖尿病の予防に有効。
マグネシウムが豊富。酵素反応に関係し体を整える。
④ヨーグルトはカリウム・マグネシウム・カルシウムを含む。
塩の害を抑え、腸の働きを助け、免疫力アップ。

多種類の食材を食べることが大事↓ま・ご・わ・や・さ・し・い
（ま）豆類　大豆、蒸し大豆
（ご）ごま　すりごま、ナッツ類
（わ）わかめ　昆布
（や）野菜
（さ）魚　魚介類
（し）シイタケ　キノコ類
（い）いも類

フィトケミカル*の豊富な食品

デザイナーフーズ・ピラミッド

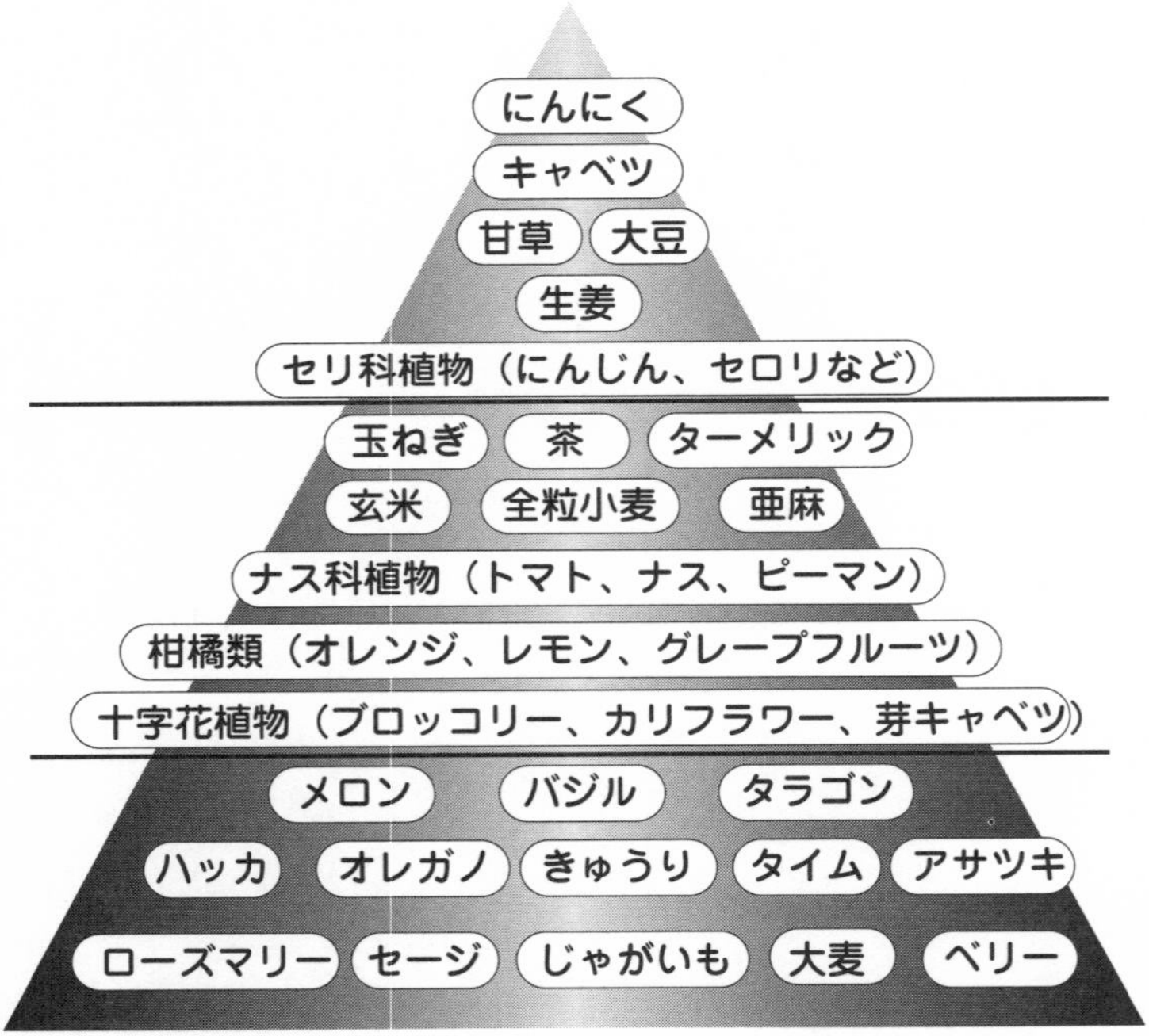

デザイナーフーズ・ピラミッドとは、1990 年にアメリカの NCI（国立がん研究所）が中心となって打ち出したプロジェクトです。

＊フィトケミカルとは、野菜・果物に含まれている植物性化合物質。
免疫向上、老化防止、肥満予防の効果。

〈食事バランスガイド〉（農林水産省）

・料理を（栄養素の量を勘案して）１つ、２つと数えます。

・５つの料理グループ（下表）ごとに、１つの目安となる量があります。

・バランスのとれた1日の食事例

（朝食）主食１・５（例えばご飯中盛り１杯・糖質50～55ｇ）副菜１つ（野菜サラダ）主菜１つ（目玉焼き）牛乳・乳製品１つ（ヨーグルト１パック）果物１つ（リンゴ半分）（合計）５・５

（昼食）同様に

主食２つ、副菜２つ、主菜２つ

牛乳・乳製品２つ、果物１つ（合計）９つ

（夕食）

主食２つ、副菜２つ、主菜２つ（合計）６つ

１日合計　２０・５

料理グループ		料　理　例
主　食	１つ分	ご飯小盛り１杯、食パン１枚、おにぎり１個、ロールパン２個
	1.5分	ご飯中盛り１杯
	２つ分	うどん１杯、もりそば１杯、スパゲッティー
副　菜	1つ分	野菜サラダ、きゅうりとわかめの酢の物、具だくさん味噌汁、ほうれん草のお浸し、ひじきの煮物、煮豆、きのこソテー
	２つ分	野菜の煮物、野菜炒め、芋の煮っころがし
主　菜	１つ分	冷奴、納豆、目玉焼き
	２つ分	焼き魚、魚の天ぷら、まぐろといかの刺身
	３つ分	ハンバーグステーキ、豚肉のしょうが焼き、鶏肉のから揚げ
牛乳・乳製品	１つ分	牛乳コップ半分、チーズ１かけ、スライスチーズ１枚、ヨーグルト１パック
	２つ分	牛乳びん１本
果　物	１つ分	みかん１個、リンゴ半分、かき１個、なし半分、ぶどう半房、もも１個

（詳細はネット「食事バランスガイドって?―農林水産省」で見られます。）

〈マイプレート〉２０１１年アメリカで発表された食事バランスカードによると、

①１日に必要な食事量を知る

②食事は楽しく、少なめに

③皿に盛り付け過ぎない

④摂るべき食品を知る（例・血流を良くするために、ヘモグロビン値を上げる、その為に鉄分の多い食材を使う）

⑤食事の半分を野菜・果物にする(野菜１日に３５０g、赤黄紫等色とりどりの野菜)

⑥乳製品は低脂肪（ヨーグルトは無脂肪がよい、牛乳は普通のもので飲み過ぎない）

⑦主食の半分は全粒穀物（玄米２対白米１＋黒米少々のご飯、全粒粉パン）

⑧減らしたい食品を知る（脂肪分、炭水化物）

⑨塩分量をチェック（塩分計を買い、味噌汁の味噌の量を加減している。舌が塩辛さ加減になれたら常時チェックする必要はないと思います）

⑩清涼飲料水―果糖が多いので水とOS－１*にした。例えば、レモネードは１００㎖

当り20gの果糖が入っている。バナナは100g当り2gで十分の一。

果糖は中性脂肪を増やす。

＊OS－1経口補水液、大塚製薬100㎖当りマグネシウム2・4㎎、カリウム78㎎・食塩相当量0・29g。

ポカリスエット、大塚製薬100㎖当りマグネシウム0・6㎎、カリウム20㎎、食塩相当量0・12g。ポカリスエットはマグネシウムが少ない。

【豆知識】5大栄養素について

①5大栄養素のうち、生体をつくるのはタンパク質・脂質＊・無機塩類。

＊脂質　栄養学では、脂肪を脂質と呼んでいる（この本では脂質と脂肪を同じとして扱っています）。

炭水化物（糖質）は、エネルギー源となり、ビタミンは炭水化物・脂質・タンパク質の代謝を円滑に進める潤滑油の働きをする。

②からだの59%（重量比）は水分

・物質を溶かし、化学反応の場となる。
・生体の急激な温度変化を防ぐ。
・断食する時に、水分は摂る。友人の親戚の人が水を2週間断ったら死亡した。

タンパク質18%

・生体をつくる主な材料となる。
・酵素、ホルモン、抗体の成分となる。

脂質17%

・エネルギー源となる。
・細胞膜などの生体膜の成分となる。

無機塩類5%

・Na（ナトリウム）やK（カリウム）は神経の興奮に関係する。

・Ca（カルシウム）やP（リン）は骨や歯の成分となる。

③炭水化物（＝糖質、含水炭素とも言う）は$(CH_2O)_n$をもつ化合物。

・でんぷん、糖類、繊維素として存在する。ご飯・パン・麺類・いも・砂糖に含まれている。

・糖類は体内に吸収されてエネルギーとなる。
　繊維素はエネルギーとならない。

・こんにゃくに含まれるグルコマンナン（針葉樹の細胞壁に存在する）、こんにゃく芋。

④代表的な炭水化物は、nが6の$(CH_2O)_6$のグルコース＝ブドウ糖

単糖の数が1個のもの……単糖類　加水分解*によりこれ以上簡単な化合物にならない糖

*加水分解　反応物に水が反応し分解生成物が得られる。

単糖の数が2個のもの……二糖類　……ショ糖（スクロース）乳糖（ラクトース）

麦芽糖（マルトース）

2～十数個のもの　……少糖類　……オリゴ糖（二糖以上をオリゴ糖とする）

それ以上　……多糖類　……でんぷん・グリコーゲン

⑤糖質代謝

ご飯、パン、麺類、いも、砂糖に含まれる糖質は、アミラーゼ等でブドウ糖に分解されて、小腸で吸収される。門脈を通って肝臓に運ばれる。肝臓でブドウ糖はグリコーゲン（多糖類）に変えられて貯蔵される。

必要に応じてグリコーゲンからブドウ糖（グルコース）が作り出され血中に放出され、いろいろな組織にエネルギーが供給される。

エネルギーが充足している状態では、摂取したグルコースを筋肉と肝臓にグリコーゲンとして貯蔵する、血糖値が低下すると、肝臓グリコーゲンはブドウ糖に分解されて血中に放出され、末梢の組織に供給される。筋肉グリコーゲンからもブドウ糖は産出されるが、血中に出ることはなく、すべて筋肉内で消費される。

更にエネルギーが不足すると、疲れやすくなる。特に脳はブドウ糖を1日120g

使うので、不足するとボーッとなる（ストレッチの直後にブラックチョコレートひとかけでも一時的な疲れは取れる。ケーキ等を食べるとエネルギー取り過ぎになる）。

⑥グリコーゲンの貯蔵量

肝臓で１００g、筋肉で２５０g貯蔵される。

これ以上に過剰に摂取したグリコーゲンは脂肪に変換されて貯蔵する。↓肥満の原因

⑦炭水化物の摂取基準量（男性・75歳以上・身体活動レベル[*1]低い場合）

（健康増進法、食事摂取基準２０２０年版：令和２～６年で使用）

１日に必要なエネルギー[*2]２０００kcalの場合：２０００×（50～65％）

＝１０００～１３００kcal（50～65％は厚生労働省の示した基準）

炭水化物に換算すると、炭水化物１gが４kcalなので、（１０００～１３００）÷４

＝２５０～３２５gの摂取が望ましい。

＊１　身体活動レベル低い　生活の大部分が座位で、静的な活動が中心の場合

＊2　1日に必要なエネルギーを体重から計算する方法

先ず標準体重を計算する

標準体重＝身長（m）×身長（m）×22

例えば、身長170cmの人の標準体重は1.7×1.7×22＝63・58kg

次に、必要なエネルギー＝標準体重kg×25～35

25～35は「健康な人は30～35」「減量が必要な人は25」を使う

例えば、減量が必要な人は　63・58kg×25＝1589kcal

健康な人は　63・58kg×35＝2225kcal

⑧タンパク質の役割

・構造タンパク質――生体を作る。

筋肉、皮膚、骨（コラーゲン）、毛・爪（ケラチン）、眼のレンズ（クリスタリン）

・運搬――赤血球（ヘモグロビン）、血漿《けつしょう》（アルブミン）、

・食べ物を消化分解する酵素を作る――タンパク質の分解（ペプシン、トリプシン）、

デンプンの分解（アミラーゼ）

・生体防御――抗原と結合（免疫グロブリン）、血液凝固（フィブリノーゲン）、ウイルスの無害化（インターフェロン）

・細胞間で情報を伝える（ホルモン、インスリン、アドレナリンを作る）

⑨タンパク質はアミノ酸という最小単位（分子）が直鎖状に連なった大きな分子

タンパク質を構成するアミノ酸は20種類。天然には20種類以上のアミノ酸があるが、そのうち決まった20種類だけでタンパク質ができている。

アミノ酸は、一つの炭素原子（C）に、水素（―H）、アミノ基（―NH_2）、カルボキシル基（―COOH）、および、それぞれのアミノ酸に特有の側鎖（―R）が結合している。

```
       R
       |
NH2 ― C ― COOH
       |
       H
```

ペプチド：アミノ酸とアミノ酸が結合することをペプチド結合という。
ペプチド結合でいくつものアミノ酸がつながった鎖をポリペプチドという。
一般にアミノ酸が１００個以上のポリペプチドをタンパク質とよぶ。
大きいタンパク質では、アミノ酸が５０００個以上連なる。

⑩必須アミノ酸
アミノ酸の中で、人間の体内で合成できないため、必ず食物から摂取しなければならない。
このようなアミノ酸を必須アミノ酸という。
8種類ある。ロイシン、イソロイシン、メチオニン、フェニルアラニン、トリプトファン、トレオニン、リジン、バリン
穀物由来のタンパク質は、リジン、トリプトファンが不足しているので、動物性タンパク質を組み合わせる必要がある。

⑪肉・魚などに含まれているタンパク質は、小腸でアミノ酸に分解されてから吸収

され、肝臓に運ばれる

肝臓では、このアミノ酸からさまざまなタンパク質が、毎日50g合成される。血漿タンパク質を作り出して、それは血中に放出される。

血漿タンパク質には、アルブミン、グロブリン、リポ蛋白《たんぱく》、血液の凝固に必要なフィブリノーゲン、プロトロンビンなどの凝固因子がある。

使わないアミノ酸は、分解されて、窒素酸化物、アンモニアを経て尿素となり、尿中に排出される。

タンパク質は食いだめができない。必要量以上に摂取されたタンパク質は、アミノ酸に分解されて、タンパク質に組み込まれていないアミノ酸（遊離アミノ酸）と混ざって、アミノ酸プールとして存在する。新しい代謝を合成する時にこのアミノ酸を利用する。

不要になったタンパク質はアミノ酸に分解されて、アミノ基↓アンモニア↓尿素になって排出される。

または、ケト酸となり、エネルギーを供給するか、脂肪として貯蔵される↓脂質異常症。

⑫食品により消化にかかる負担

最小単位のアミノ酸が少なく、大きな分子のタンパク質が多い（ペプチドは中間）。

食品摂取量に対するタンパク質利用率（％）：大豆たんぱく35*～60、牛肉67*～75、牛乳80、魚肉80、魚肉ペプチド97、卵97（*情報源により差がある）。

魚肉ペプチドは、人の体を作る20種のアミノ酸をバランスよく含み、ペプチド状にしているので吸収効率、利用率が高い。

⑬タンパク質の1日の摂取量

75歳以上男性、60g（日本人の食事摂取基準」2020年版）

タンパク質10gを含む食品

・卵70g　・鮭50g　・鶏胸肉50g

・マグロ刺身40g　・ちくわ2本半80g

・納豆60g＝1・5パック　・木綿豆腐半丁150g

・牛乳300㎖　　　　　　　　・ヨーグルト300g
・食パン108g（6枚切り1枚）

⑭脂質の摂取量
成人40～60g／1日（食品そのものと植物油・バター等調理に使う油脂）
総エネルギーの20～25％
調理用の油は大さじ1～2（12～24g）程度
・食品100g中の脂質
ヒレステーキ　18g、ハンバーグ28g（ひき肉）
・肉――ばら→ロース→モモ→ヒレ（ヒレは脂が少ない）
・揚げ物の油の量
フライ→天ぷら→から揚げ（から揚げの方が油が少ない）
・調理法――揚げ物の衣厚いと油多い。素材を大きく切る。
蒸す→網焼き→茹でる
揚げる→炒める→煮る→生

油を引かなくてよいフライパン。不飽和脂肪酸を含む植物油(オリーブ油、キャノーラ油、大豆油)。

カレー、チャーハン、焼きそばは、調理の時に油を多く使う。

洋食、中華より和食。

肉料理より魚料理。

⑮脂質代謝
脂肪はエネルギー源。1g当り9㎉で糖質4㎉よりエネルギー価が高い。

脂肪は、胆汁と膵臓から分泌される膵酵素により遊離脂肪酸とグリセロール(学術分野では、20世紀以降グリセロールと呼ぶ。日常的にはグリセリンと呼ぶことが多い。無色・液体で医薬品の他、吸湿性、保水性を生かして、化粧品、食品添加物〈甘味料・保存料〉、水彩絵具に利用されている)に分解され、小腸で吸収される。

小腸粘膜で再び中性脂肪に合成され、リンパ管を経て大循環系(心臓→動脈→全身の臓器・組織→静脈→心臓という血液の流れ)に入り、肝臓に取り込まれる。

肝臓では、脂肪酸の合成・分解のほか、コレステロールやリン脂質の合成が行われる。

脂肪にリン酸が結合するとリン脂質（細胞膜を構成する）、タンパク質が結合すると↓リポタンパク↓コレステロールになる。

⑯コレステロールは細胞の材料、中性脂肪はエネルギー源

必要以上の中性脂肪とコレステロールがくっついたまま漂う。さまよい続け、残り物がレムナント・コレステロール（隠れ悪玉コレステロール）。血管壁から侵入し、プラークを形成。

食後すぐに甘いもの（チョコレート・どら焼き・ケーキ・お菓子）を食べると（食直後のエネルギー量として必要以上なので）レムナント・コレステロールとなる。逆に、食後30分して散歩などエネルギーを使うと、中性脂肪は上昇しない。

コレステロールは7割肝臓で作られ、食物から3割。

小腸で吸収された脂肪は、肝臓でコレステロールと中性脂肪に変化。血管から全身に。

⑰脂肪酸のかたち

酪酸の場合

他の脂肪酸は下図で点線で囲った部分が増える。

脂肪は、脂肪酸３つとグリセロール１つが結合したもの。

⑱脂肪酸の分類

（詳しくはネットで検索して下さい）

酪　酸

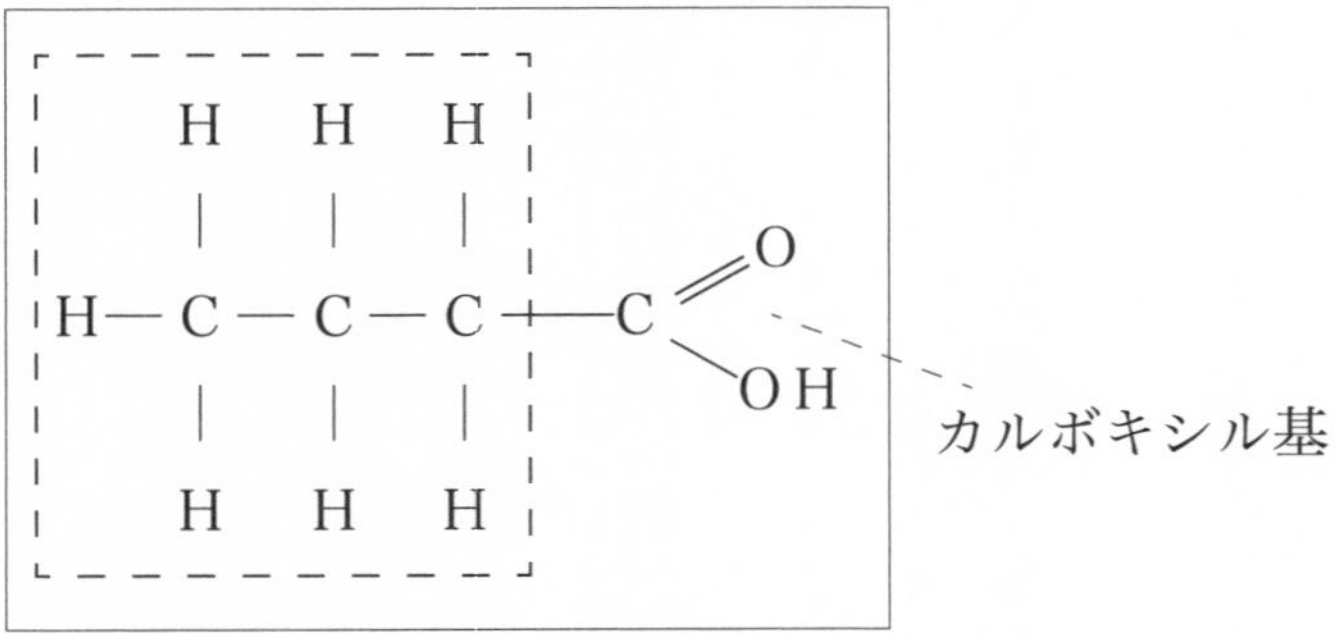

脂　肪

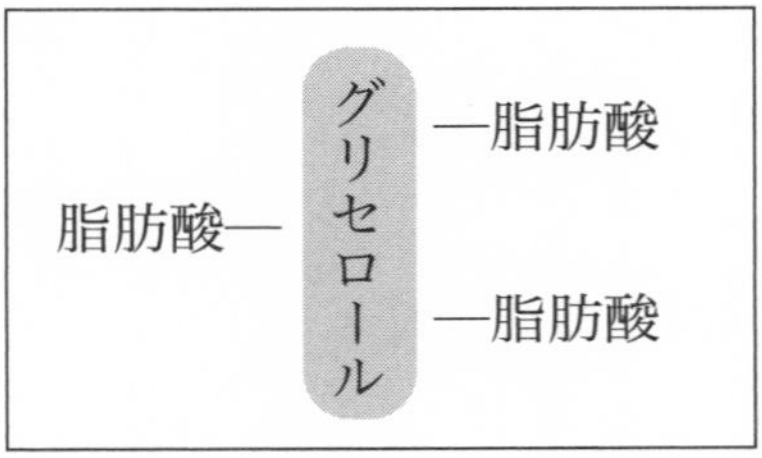

脂肪酸の分類

1. 鎖長による分類　・短鎖脂肪酸　：炭素　4，6
　　　　　　　　　・中　〃　　　：　〃　8，10
　　　　　　　　　・長　〃　　　：　〃　12以上
2. 飽和度による分類　・飽和脂肪酸　：二重結合＊のないもの
　　　　　　　　　　　　　　　　　（エネルギー代謝は関係する）
　　　　　　　　　・不飽和脂肪酸　：二重結合をもっている（栄養素）

<table>
<tr><th>分類</th><th colspan="3">脂肪酸名</th><th>含有食品</th></tr>
<tr><td>飽和脂肪酸</td><td colspan="3">酪酸
ミリスチン酸
パルミチン酸
ステアリン酸</td><td>乳製品、バター
魚油
牛脂・パーム油
牛脂・ラード</td></tr>
<tr><td>一価不飽和脂肪酸
（二重結合一個）</td><td colspan="3">オレイン酸</td><td>オリーブオイル</td></tr>
<tr><td rowspan="3">多価不飽和脂肪酸
（二重結合二個以上）

オメガ6脂肪酸

オメガ3脂肪酸</td><td rowspan="3">二重結合の位置による分類</td><td>オメガ6
脂肪酸</td><td>リノール酸＊＊
ガンマリノレン酸
アラキドン酸</td><td>大豆油・コーン油
月見草
落花生油</td></tr>
<tr><td>オメガ3
脂肪酸</td><td>アルファリノレン酸＊＊
エイコサペンタエン酸
（ＥＰＡ）
ドコサヘキサエン酸
（ＤＨＡ）</td><td>亜麻仁油・えごま油
魚油

魚油</td></tr>
<tr><td colspan="3">アルファリノレン酸はＥＰＡを経由してＤＨＡが生成される</td></tr>
</table>

＊二重結合：2つの代わりに4つの結合電子が関与する。2元素間の化学結合。
構造式では、2本の平行線（＝）として描かれる。
＊＊必須脂肪酸：リノール酸・アルファーリノレン酸のように、体内で合成できないもの、食事から摂取する必要がある。

〈間食〉

60歳頃から甘いものは避け、少しの果物か、なしで済ませることに慣れました。甘いものは少しでも摂取カロリーに積算されるので、1日の必要カロリーを考えて摂ります。

・ナッツ類を少量（5粒）無塩のものを選ぶ。アーモンド・ピーナッツ。
・ブラックチョコレート1枚（4・65 g）ストレッチ教室の後に。

すべての点でバランスを取るのは至難の業なので、時々メニューを『続・体脂肪計タニタの社員食堂』（参考図書）を参考にして見直しています。

野菜を1日350 g と言われてますが、なかなか難しい。蒸し野菜を中心に工夫が必要です。例えば、キャベツをそのままチンして（100 g 当り1分程度）マヨネーズで、ゴボウは茹でて叩き甘酢漬けにしています。

ほうれん草は、シュウ酸がカルシウムと結合して結石を生じるので、よく茹でます

(多量のシュウ酸は腎臓結石の原因になるが、普通に食べる量では影響がないとのこと)。

小松菜は生でも食べられるので、調理が簡単です(冷凍するのもよい)。

黒ゴマの炒ったものと、きな粉をヨーグルト100gに大さじ1杯、毎食中に食べています。

2) メニュー・買い物

・『続・体脂肪計タニタの社員食堂』をいつも手元において参考にしてます。

・メニューは1週間分(少なくとも2、3日分)を作り、買い物は週2回。夫婦だけなので、食材が余り気味となり、食材に合わせたメニューに変えることもあります。週末は、余った食材で出来るメニュー(例えば、チャーハン)にする等の工夫をしています。

お気に入りのメニューは、2回分調理して半分冷凍し1週間くらい保存します。

メニューにより冷凍出来ないものもありますが、調理の時間は半分で済みます（時間を創り出す）。

・1日ごとのメニューに合わせて買い物をすると、毎日買い物に行くことになります。散歩と考え、毎日買い物をするというのも一つの考え方。

その場合、例えば、野菜は二人用の小パックもあります。肉も100gのパックなら1～2回で使い切れます。

・私は、買い物の回数を週2回として、買い物に要する時間を少なくしています。「2回分調理して半分を冷凍すれば、調理の時間は半分で済む」と同じ「時間を創り出す」考え方。

だから野菜なら多めでも、一束の単位で買います。茹でるか、調理したものを冷凍します。冷凍魚・肉もワンパックを小分けして冷蔵庫に保管しています。

3）調理・調味料

・脂質異常症対策として、肉の脂を減らす工夫をしています。特に豚肉は、薄切り・小間切れに脂が多いので使わず、ヒレかソテー用を買って肉の縁についている脂身を、ハサミで切り取って使います。

牛肉も同様で、ランプかステーキ用。ただ、ランプは筋が硬いので、筋切りが必要です。

鶏肉はささみが使いやすいです。むね肉は、ささみ状に小分けにして保存します。もも肉は脂を取り切れないので、から揚げの時だけ使います。

・さばの冷凍・うす塩を、解凍し半日水につけて塩を抜き、クッキングシートで焼きます。

缶詰は手頃ですが、塩分が多い（１００g缶１・１～１・３g）ので続けては摂取しません。

〈調味料〉

塩　やさしお

醤油　減塩醤油、めんつゆ

砂糖　ラカント

白砂糖は使いません。ラカントは60ｇの袋で１８００円と高価ですが、健康への投資と考えるようになりました。三温糖の方が白砂糖よりは良いです。

白いものは避けるように、と言われます。白米もその例で、私は白米１対玄米２（＋黒米大さじ１杯）の割合で使っています。

酢　黒酢*

香辛料　あらびき黒コショウ、カレー粉、ウコン

＊黒酢

琉球麹もろみ酢（三井酢店、７２０㎖）

（成分）

１００ｇ当り、エネルギー１００㎉、炭水化物24・5ｇ、クエン酸１１８０㎎、ア

ミノ酸（グリシン281mg、アスパラギン酸72mg、グルタミン酸68mg、アラニン45mg）
食塩相当量0・07g。

黒酢を1日当り20mℓ程度適量の水と食用クエン酸（水100cc当り1g）を加えて飲みます。

クエン酸が疲労回復に効果があるというのは、ブドウ糖を単体でとるよりもクエン酸を加えた方がグリコーゲンを多く貯蔵できるという説があります。

クエン酸は、柑橘類（レモン、ルビー種のグレープフルーツ、オレンジ）、トマト、梅干しに多いです。

4）食材

『100歳まで病気知らずでいたければ「発酵食」をたべなさい』（白澤卓二著、河出書房新社、2012）に食材がくわしく紹介されています。この本と『続・タニタの社員食堂』の2冊から、メニューの大部分と食材のヒントを得ています。

〈ヨーグルト〉

ヨーグルトはビフィズス菌入りの無脂肪[*1]を、毎食100g位食事中に摂ります。食事と一緒に摂ることで、ビフィズス菌が酸性の強い（pH3くらい）胃液に殺されるのを避けます。

・私の場合、便秘しない条件は、運動・入浴・睡眠・十分な水分・食物繊維・黒酢等。朝にジュース[*2]――リンゴ、アボカド、キウイ、大葉、キャベツ、レモン、ピーマン、オリゴ糖。材料の比率が難しく、試行錯誤しながら作っています。オリゴ糖は甘みとしてハチミツの代わりに使い、便秘にも良いです。

＊1 西友お墨つき無脂肪ヨーグルト　脂肪0・3g／100g　エネルギー40kcal　Ca（カルシウム）130mg

ブルガリアヨーグルト　脂肪　3・0、エネルギー　62、Ca（カルシウム）109

＊2 ジュース

・管理栄養士のお勧めのレシピ→サツマイモ100gの皮をむき、輪切りにして電子レンジで2分半温める。牛乳300㎖をハチミツ少量とミキサーで混ぜる。

「1日分の野菜350g分使用」という紙パック（200㎖）」が手頃。

（落とし穴）果物に含まれる果糖はジュースにすると吸収されやすくなる。果物をそのまま食べるより血糖値が早く上がる。糖尿病の人は要注意。

ミキサーはかす（繊維質）がジュースに残る。ジューサーは、かすを取り除く。

〈黒ニンニク〉

通販のものは高いので、皮をむく手間はかかるがスーパーのものを使っています。

毎食半欠けで十分です。

匂いの元は硫化アリル類のアリシン、強い抗酸化作用があり、ビタミンB1と結合してアリチアミンとなりビタミンB1の吸収を高め、スタミナ増強剤として効果があります。

抗酸化作用でがん予防や免疫力強化作用に優れています。

多食すると胃炎など副作用、油を一緒に調理――ニンニクに含まれるスルフィド類（がん予防効果がある）は油に溶け込みやすい。


〈梅干し〉

マクロファージやナチュラルキラー細胞が活性化します。

クエン酸、リンゴ酸、カルシウム、ミネラル、ビタミン類。


〈鉄分の食材〉（鉄分については第2章健康診断〈血液検査〉〈鉄分F〉を参照して下さい）
・1日に必要な鉄分の量は、10・5mg。
・鉄玉子*を料理の際に（鉄の）鍋・フライパンに入れると鉄分がにじみ出て自然に鉄分がとれます。

*ザ・鉄玉子（北口物産）

鉄鍋で料理し5分加熱すると7㎎湧出する。

・豚レバー（肝臓）は、13㎎／100gと多い。

焼き鳥（豚レバー）を串から外し、一かけらを1日1回。2ヵ月に1回の血液検査で、鉄分の数値を見ながら、2ヵ月単位で食べる量を調整しています。多すぎると肝臓に良くありません。

・ほうれん草に鉄分が多いと言われていますが、茹でたほうれん草の鉄分は0・9㎎／100g。

よく茹でてシュウ酸を取るのが面倒です。

〈葉酸〉

悪性貧血*の場合は葉酸とビタミンB_{12}が不足した場合に起きます。

新しい赤血球が作られるときに葉酸やビタミンB_{12}が不足すると、まともな赤血球ができず悪性貧血となります。

＊悪性貧血

赤血球の寿命は１２０日。鉄は赤血球の中にある赤色の色素、ヘモグロビンの成分。葉酸やビタミンB_{12}が不足すると、（鉄分はあっても）赤血球が巨大になり、正常に機能しなくなることにより起こる巨赤芽球性貧血。

ＭＣＶは赤血球の大きさを表している。基準値は85〜１０２fℓ（フェムトリットル）。私の場合１０４で大きい。鉄は血清鉄99μg／dℓ（基準値50〜２００）フェリチン１６２ng／mℓ（9〜２７５）で問題ないが、ＭＣＶが大きいのは葉酸・ビタミンB_{12}が不足していると思われる。医師から悪性貧血とは言われていない。

細胞分裂が盛んな粘膜（口・胃・腸）に欠かせない栄養素。……口内炎＊動脈硬化予防―葉酸が不足するとホモシステイン（悪性アミノ酸）という物質が増加します。すると、血管壁に衝突して傷つけ、動脈硬化を誘発します。

葉酸はビタミンB_6、B_{12}が協力して、同じようにホモシステインを他のアミノ酸に変え、動脈硬化になるのを抑えています。……口内炎にはビタミンB_6

葉酸はほうれん草から発見されたビタミンＢ群の仲間。

葉酸の多い食品は、ほうれん草、枝豆、モロヘイヤ、ブロッコリー、春菊、アスパラガス。鶏レバー・牛レバー。

＊口内炎

白血球が減少すると、口の粘膜の傷（ちょっとした噛み違いによる傷）から細菌が侵入し、感染する。抗がん剤・放射線の作用も大きな原因。

予防——口の中を清潔に保つ。

うがい——2時間ごと、食前、食後、寝る前、夜中目が覚めたら

消毒液の入ったうがい薬と水道水と効果は変わらない。

次のものはさける。

・極端に熱い、冷たいもの

・硬いもの、酸味の強いもの

・刺激が強い香辛料

食べやすくするために、とろみをつける、あんかけ、ゼリー寄せ等

〈納豆〉

サポニンががん予防、動脈硬化予防、肝機能向上、便秘の改善となります。

酸性の胃液に負けず腸内まで達し、善玉菌の働きをします。

ビタミンB1、B2、B6*、E、カルシウム、カリウム、鉄、マグネシウム、亜鉛、りん、銅を含みます。


〈バナナ〉

白血球の数を増やし、免疫機能を高めます。

10日目のバナナは初日のバナナより白血球を五倍多く増やしていました。

ビタミンB6*、オリゴ糖、ビタミンCを含みます。


〈カボチャ〉

βカロテンは粘膜の細胞を強化し免疫力を高めます。

抗酸化作用、老化防止、がん予防

＊ビタミンB6

不足すると、口内炎、湿疹、精神の不安定、けいれん、貧血、肌荒れ、鼻・口・眼の周りの皮膚炎、ニキビを起こす。

1日の推奨摂取量――成人男性1・4㎎・成人女性1・2㎎

B6が働くときはB2が必要なので、合わせて摂る。

B6は補酵素（酵素の働きを助ける成分）として、多くのアミノ酸の代謝を助けている。

赤血球のヘモグロビンの合成にも関与している。

B6を多く含む食品――赤身肉、鶏肉、マグロ、バナナ

〈ゴボウ〉

・ゴボウは食物繊維として、手軽に利用できます。

きんぴらごぼう用（ごぼうと人参を刻んでパックになっている）は手間が省けます。

たたきごぼうにして甘酢漬けも簡単調理です。

〈食塩〉
・1日に6gを目標としてますが、とても難しいです。
・外食は塩分が多い。サラリーマンを卒業してからは、宴会はなく、外食も減りました。引退後も会合を減らし外食の機会を減らすようにしました。
・塩分計（ドリテック社）を買い、味噌汁などの塩分を測り、薄味に慣らせました。その舌の感覚で他の料理の味も薄めに変えていきました。

【豆知識】
・外食1人分の塩分
うどん・そば（約4g）ラーメン（5・2g〈調理後のスープ3・0g〉汁を飲まないと激減する）
焼きそば（5g）カツ丼（4g）チャーハン（2g）カレーライス（4g）
ハンバーグ（2g）フライドチキン（2g）ピザ（3g）

・家庭での食材・メニュー

味噌汁（おわん１杯３００ccに味噌小さじ１杯と三分の一で１g）
ハム（薄切り３枚30gに１g）ソーセージ（３本45gに１g）
バター（大さじ１杯13gに０・２g）ちくわ（１本１５０gに１・６g）
塩鮭（１切れ50gに１g）スパゲッティミートソース（４g）酢豚（４g）
肉じゃが（２g）味付けのり（５枚10gに０・４g）食パン（１枚65gに０・５g）

第2章　健康診断

私はがんの家系なので、50歳から24年間、胃と大腸の健診を受けていました。70歳代までは、胃潰瘍の治った痕があるぐらいで毎年「問題なし」でした。74歳の時胃がんが見つかり内視鏡手術。(国立がん研究センターの)執刀医が「こんなに小さながんを、早く見つけてもらい良かったですね」というくらい小さながんでした。

内視鏡手術だったので、わさび・カレー粉等の香辛料を除いては普通に食事ができます。

小椋佳さんが寿司を食べられない、と言っていました。私は、今でも好きな寿司を食べられるのは健康診断のお陰だと思っています。

その後は完治したと思われ、年に1度の検査で全く心配のいらない生活を送っています。

「高齢者は健康診断をしなくてもいい」と言う人もいます。また「検査でがんが見つかるとイヤだ」という友人がいます。私は続けるつもりです。

家族・親戚・友人には、私の経験を紹介して「健康診断・早期発見が完治の近道」と、早い時期からの健康診断と（50歳代からは）胃カメラを勧めています。

〈血液検査〉

2ヵ月に1回、通常の項目に加えてがんマーカー、心臓の疲れ具合を測る項目等、医師が保険の利く範囲で3項目ぐらい増やしています。

〈がん予防〉

胃がんは年1回の内視鏡

膀胱がんは年1回の膀胱鏡

大腸がんは年1回の便潜血検査

他に血液検査で他のがんマーカー（内科医と相談の上、例えば、前立腺がんのＰＳ値）
肺がんは数年に1回レントゲン検査

〈その他の健康診断〉
区の健康診断、年1回
眼科、年1回（白内障手術済なので、緑内障検査）
耳鼻科、皮膚科は適宜

〈主な血液検査項目〉
（注）以下の測定値・基準値は検査報告書の測定値の右の横にある単位（例）グルコース
mg／dℓ
（糖尿病）
グルコース（ブドウ糖）とＨｂＡ１ｃ[*1]を毎回。
私のグルコースは97～１０３（「基準値」70～１０９、以下基準値は男性の基準値）、
ＨｂＡ１ｃは５・０～５・２（基準値４・６～６・２）で糖尿病の心配はない。

＊1　HbA1c

過去1〜2ヵ月の血糖値を反映する。糖が結合したヘモグロビン量[＊2]をすべてのヘモグロビン量で割ったパーセント。血糖値が高いほどヘモグロビンに結合するブドウ糖が多くなる。

・血液中のブドウ糖がヘモグロビンと結合すると糖化ヘモグロビンになる。一旦糖化したヘモグロビンは、赤血球の寿命（120日）が尽きるまで元に戻らない。

↓正常かどうかの判断基準

【5・2未満正常、5・2〜5・5要注意、5・6〜6・1糖尿病が否定できない、6・2以上糖尿病】

＊2　ヘモグロビンは赤血球内のタンパク質の一種で、全身の細胞に酸素を送る働きをする。

（糖尿病の予防）

・嗜好品をやめるか減らす

・主食・主菜・副菜を適量に
・甘いものは半量に、アルコールは避ける
・ご飯・パンは控えめに
・油の摂取量を1日大さじ1杯
から揚げ↓てんぷら↓フライの順にカロリーが高くなる
・栄養バランスを考える
・空腹感がある時は、野菜・海藻・キノコ類・こんにゃく等で量を増やす
・適度な運動

【豆知識】
200㎉の摂取
・ご飯（中茶碗）1杯　・そば、うどん　1玉　・まんじゅう　1個
・チョコレート　半枚（35g）・せんべい　大4枚　・カステラ　1切れ（60g）
・ケーキ　1個　・ジュース　コップ2杯　・ビール　中びん1本（500cc）
・日本酒　1合（180cc）・おしるこ　1杯

200kcalの運動
・歩く　48分
・軽いジョッギング　24分
・水泳（クロール）　9分
・自転車　42分
・軽い体操　65分
・家事、デスクワーク　120分

（腎臓病）

腎臓は腰のあたりに2個あり1個150g。心臓から送り出される血液の20％が流れる。

役割は
・血液を濾過《ろか》し、老廃物を尿として排泄《はいせつ》する
・血圧を一定に保つ

・体液の量、浸透圧の調整
・ミネラル（ナトリウム、カリウム、カルシウム）、酸性・アルカリ性のバランスをとる
・血液を作るホルモンを分泌する
・骨を健康に保つ

〈推算ＧＦＲ〉*

53〜48で低めだが、高齢を考えると問題なし（基準値なし。医師は、40以下は黄色信号、30は人工透析という）。

＊推算ＧＦＲ（糸球体濾過量）
1分間に血液中の物質が腎臓の糸球体で濾過される血液量

〈尿素窒素*ＢＵＮ〉

基準値8〜20㎎／dℓに対して23〜25で「水分が足りない（脱水症状）。食事から摂

る水分を含めて、1日2ℓを。根菜類を摂るように。利尿作用の強い、コーヒー・紅茶・緑茶は控えめに」と言われてます。

一日2ℓはなかなか摂れません。ペットボトルを常時持ち歩き、チビチビ飲むしかありません。

＊尿素窒素
タンパク質代謝の重要な終末排泄物質で、腎を介して排泄されるため糸球体濾過量に影響される。

【豆知識】
水分の摂取量と排泄量
(摂取量) 2500㎖
・飲料水：500～1200㎖　・食物から：1000㎖
・代謝水：栄養素が体内で酸化されたときに生じる　300㎖
(排泄量) 2500㎖

・皮膚、呼気から水蒸気として失われる　９００㎖　・糞便　１００㎖
・水を摂り過ぎたときの調整用の尿意量　１０００㎖
・不要となった老廃物を排泄するために必要な尿量　５００㎖

〈尿酸値ＵＡ[*1]〉
基準値３・８〜７・０に対して４・６〜５・０で問題ない。60歳代に高かったので、尿酸を下げる薬（ベンズブロマロン）を処方してもらって以来問題ない。

【豆知識】
＊1尿酸値ＵＡ——プリン体[*2]の終末代謝産物。尿酸値が高いと、通風性関節炎が疑われる。その他尿路結石、慢性腎不全。激しい運動・大量飲酒・脱水・絶食でも尿酸値が上昇する。
＊2プリン体——細胞にある核酸を構成する成分。ほとんどの食品に含まれる旨みの成分。

核酸とは、DNA（デオキシリボ核酸）とRNA（リボ核酸）の総称。プリン体は分解されて尿酸に変化し排出される。尿酸量が排出能力を超え、体内に蓄積されると通風の原因となる。摂取目標は1日400㎎以下。

・プリン体の多い食品
アジの開き・鶏レバー・豚レバー・マイワシ（いずれも1食当り200～300㎎）
ビール（500㎖当り16～40㎎）
カツオの切り身（80ｇ当り69㎎）
細胞数の多いものに多く含まれている。精巣、卵巣・内臓・乾燥によって細胞が凝縮されている干物。

（私の場合）
40歳代に痛風に罹りました。冷房のよく効いた海外のホテル内で終日会議が3日続きました。座ったままでエコノミー症候群＋食事はステーキなど尿酸値を上げるものでした。成田空港では車椅子を手配してかろうじて帰宅しました。整形外科医に杖をついてたどり着き、ブロック注射で痛みはなくなりましたが、一時的痛風と診断されました。

尿酸値を上げる食材（ビール、納豆、肉類など）は控えめにして注意しています。

実験的にサンマを２匹刺身にして食べたら痛みが出ました。

【豆知識】

腎臓の機能低下と高血圧の悪循環

腎臓の働きが悪くなると余分な塩分と水分の排泄が十分に出来ず、血液量が増加し、血圧が上がる。さらに血圧が上がると、(ナトリウムを排出しようと腎臓が無理をするので)腎臓への負担が増えるという悪循環が生じる。

腎機能が60％以下に低下した状態が三ヵ月以上持続すると、慢性腎臓病（ＣＫＤ：ＴＣ（Total Chronic Kidney Disease）になります。↓心筋梗塞・狭心症・脳卒中

ＣＫＤの食事療法は食塩６ｇ以下とタンパク質の制限(ｇ単位の厳しい管理が必要)

推算GFR30以下が腎不全。15以下は人工透析（医師の話では30以下だった）。

腎臓とタンパク質

CKDステージG1～2（軽傷）では、過剰にならないように注意が必要です。

G3になると、標準体重1kg当り0・8～1g

例：体重50kg×0・8＝40（g／日）

〈塩分〉

Na（ナトリウム）、Cl（クロール）の数値を監視しています。

Naは　140～141（基準値137～147）、Clは　100±（98～108）と安定しています。

塩分を控えると、BNP*が27～60と低くなります。（ネットでは、基準値18未満とあるが、医師は、高齢者は60以下なら良いといいます）

BNPは、運動で心臓に負担がかかると上がるので、塩分だけが要因ではないようです。

＊ＢＮＰ――心室で合成・分泌されるホルモン、心室の負荷の程度を把握する。
高値の場合、心筋梗塞、心不全の疑い。

〈鉄分Ｆ〉（第１章　食事　４）食材〈鉄分の食材〉を参照して下さい）
血清鉄――使われている鉄分。基準値50～２００に対して97～１３０と問題ありません。

フェリチン――鉄を蓄えられるタンパク質
肝臓に貯蔵されている鉄分を測る。基準値９～２７５に対して１２０～１７４と問題ありません。

鉄不足＊の状態ではありません。

１００以下で要注意、30で鉄剤（サプリメント）が処方されるといわれます。

フェリチンは、標準の血液検査項目には含まれていません。保険適用ですが追加で検査すると、財政状況の悪い区では（費用負担が増えるので）敬遠されるといわれます。前述のＢＮＰも同じです。

鉄分は肝臓に貯蔵されているので、多すぎると肝臓に負担がかかります。コントロールが難しい。２ヵ月に1回の検査数値を見ながら鉄分摂取量を調整しています。

＊鉄不足——鉄欠乏性貧血の症状は、イライラしやすい、めまい、冷え性、疲れ、あざ。

【豆知識】

①鉄分の摂り方

鉄分の1日の摂取量（30〜49歳）男性7・5mg、女性6・5〜10・5mg（高齢者の必要量は出ていなかった）

(1)ヘム鉄[*1]——動物性で吸収率10〜20％と高い。（可食部１００g当りmg）

豚レバー13mg、鶏レバー9mg、シジミ5mg

(2)非ヘム鉄[*2]——植物性で吸収率5〜6％

納豆3・3mg、ホーレン草0・9mg

ビタミンCと一緒に摂ると吸収率が良くなる。
お茶（タンニン）玄米（フィチン酸）とは一時間あけて摂る。

＊1 ヘム鉄—鉄がタンパク質に覆われている。このため食物繊維、タンニンなどの成分の吸収障害を受けにくい。

＊2 非ヘム鉄—鉄がむき出し。

②ヘモグロビンの機能

〈血液検査〉（糖尿病）の所で「ヘモグロビンは赤血球内のタンパク質の一種で、全身の細胞に酸素を送る働きをする」と書きました。

静脈の血液が肺の中を通過する間に、血液中の二酸化炭素は捨てられ、酸素が動脈に取り入れられます（ガス交換）。全身の細胞は、動脈から送られる酸素と栄養素を受け取りエネルギー源とします。細胞が酸素と栄養を利用すると二酸化炭素が生じます。これは水に溶ける炭酸として静脈から肺へと運ばれます。この機能は赤血球に含まれるヘモグロビンによって営まれています。

（肝臓）

一般的な肝臓の指標―AST（GOT）、ALT（GPT）、γ‐GTは、C型肝炎が完治したので問題ないです。

他の指標では

〈コリンエステラーゼ ChE〉

低値は肝機能低下。その他の肝機能が正常値の場合は、低栄養状態が考えられます。肝炎の病歴があるので、195〜200と低い（基準値234〜493）ですが、対応策がありません。

〈LD*（IFCCとも）〉は基準値（122〜142）に対して239〜283と高い。激しい運動で筋肉を使うと上昇します。ストレッチ等で運動量が多い後の検査では上昇しています。

＊ＬＤは肝、骨格筋等に広く分布し、これらの臓器障害で血中に逸脱する。

〈脂質検査〉

総コレステロール（ＴＣ：Total Cholesterol）よりも悪玉コレステロール（ＬＤＬ）[＊1]と善玉コレステロール（ＨＤＬ）[＊2]のバランス[＊3]が大事です。

最近は、ＬＤＬが83〜１０２（基準値65〜１３９）ＨＤＬが84〜１０１（基準値40〜85）と問題ないですが、50歳代はＬＤＬが高くコレステロールを抑える薬を処方してもらっていました。今は薬なしで正常値です。

毎日のように、さば等ＥＰＡ／ＤＰＡ[＊4]を含んだ食材を摂り続けた結果徐々に低下しました。

【豆知識】

①コレステロール（第8章　病気の原因と予防　6）脂質異常症を参照して下さい）

コレステロール含有量（㎎／可食部１００ｇ）

バター――２１０、ラード――１００、牛乳―12

プロセスチーズ―78、カッテージチーズ―20、イカ―270、アナゴ―140、ウナギ―230、マグロ―50、鶏むね肉―79、鶏肝臓―370、豚肝臓―250、豚ロース―61

全卵―420……常時コレステロール値が高い人を除いて、普通の人は、1日1個は問題ないと言われている。卵は栄養バランスが良いので、むしろお勧め。

1日の摂取目安量　300mg以下

＊1（LDL、悪玉コレステロール）
肝臓で作られたコレステロールを全身へ運ぶ。一方で、LDLの増加は末梢組織への供給過剰、動脈硬化の原因となる。[*5]
冠動脈疾患の危険因子。
早朝空腹時の採血が望ましい。

＊2（HDL、善玉コレステロール）
血管壁やその他の組織に蓄積された余分なコレステロールを再び肝臓に戻す役割を果た

していて、抗動脈硬化作用を担っている。

＊3（バランス）
HDL対LDLの比率が、1・5はバランスが取れている。
1・9は心筋梗塞等のリスクが高まる。

＊4（EPA、エイコサペンタエン酸　DHA、ドコサヘキサエン酸）
（第8章　6）脂質異常症〈予防〉〈食事療法〉食材を参照して下さい）
（オメガ3脂肪酸〈EPAやDHA〉の摂取目安は、1日に成人で1・6〜2・2g。
サバ水煮缶（150g中EPA500㎎、DHA1000㎎）が手頃
イワシは尿酸値を上げるリスクがあるし、骨が多いので調理に工夫がいる。
しなやかな赤血球は、直径8㎛[*6]なのに直径6㎛の毛細血管を通れる。赤血球の細胞膜が
コレステロールで硬くなると↓しなやかさを失う↓流れが悪くなる。
EPA／DHAが赤血球の細胞膜を柔らかくする。

＊5（LDLの増加）

過剰なLDLは毛細血管の壁に滞留しプラークとなり、血管内の流れを悪くする。頸動脈エコーで診断される。

＊6　マイクロメーター（㎛）　1・0㎛マイクロメーター＝0・001㎜

（私の場合）

60歳頃から、血管の直径7㎜の頸静脈で、3・7㎜のプラークがあります。数年して再度測っても変化はありません。一度プラークが出来ると減ることはないといいます。

〈中性脂肪（トリグリセリド）〉

57～87（基準値30～149）で問題ありません。

動物性脂肪に気を付けていても、糖質（甘いもの・果物）を多く摂取すると上がります。

コレステロール程ではないですが動脈硬化の危険因子です。

②免疫力（第8章　病気の原因と予防　4）動脈硬化【豆知識】⑥免疫力を参照して下さい）

・免疫は次の三段階の働きにより構成されている。

皮膚や粘膜による防御

病原体を呑み込み分解する「食細胞」による防御

リンパ球*による防御

免疫力は、白血球×リンパ（LYMPH）で計算される。

（私の場合）

6500×0・31＝2015。

普通は、1800ぐらいで問題ないと言われています。

＊リンパ液・リンパ球

血液は血球と血漿で成り立っている。
血球（形のある成分、40％）
血漿（形のない成分、60％）
血球には　・赤血球　・血小板　・白血球が含まれる。
白血球は、リンパ球と単球と顆粒球とで成り立っている。
　　—リンパ球—白血球の30％
　　—単球
　　—顆粒球（好塩基球、好酸球、好中球）
リンパ球は、—T細胞　10％→感染細胞を殺す
　　—B細胞　20％→抗体を作って攻撃する
　　—NK（ナチュラルキラー）細胞　70％→直接ウイルスや腫瘍細胞を殺す
に分けられる。

（膵臓）

血清アミラーゼ48（基準40～122）、膵アミラーゼ21（基準19～53）とも問題ないと言われています。

・血清アミラーゼは唾液の中のアミラーゼ

・膵アミラーゼは膵臓の中のアミラーゼ

【血液検査について】

・同期の医師が「多田、検査数値を見て一喜一憂することはない、笑って生活することが一番だよ」と言っていました。他の同期の医師は「たかが数値、されど数値。数値の見方を正しく理解することが大事」と言います。皆さんはどちらですか。

私は後者ですが、2ヵ月に1回の検査数値の推移が重要だと思います。急な上昇・下降は、その原因を、検査時期の生活状況（食事・運動・風邪／けがの有無等）を振り返り分析することが大事です。

例えば、前立腺がんのマーカーPSAは、基準値3・4以下となっています。私は、2・0で問題ないですが、仮にこれが2ヵ月後（急に）4・0になれば問題です。普段の7000くらいの白血球が9000になれば「風邪を引いたとか、ケガをしませんでしたか？」と2ヵ月前の状況を聞かれます。

・基準値—多くの検査項目は加齢と共に低下或いは上昇するので、基準値を下回る或いは上回るからと言ってすぐ治療することはありません。

例えば、ヘモグロビンは、基準値13・7～16・8に対して、私は13・5～13・7。医師は高齢なので、基準値を下回っても問題ないと。

↓「60歳代で12・0あれば良い」とのことなので、十分です。

・検査当日、空腹か食事をしたかで血糖値・タンパク質などは異なります。

余談ですが、ヘモグロビン値を上げたいと思い、豚レバー（1日ひとかけ）を2ヵ月間続けて食べて実験しました。鉄分は上昇しましたが、鉄分は肝臓に悪いので2ヵ月後の採血まで控えました。次の検査で下がれば、また食べるの繰り返しです。

第3章　運　動

島田紳助さんの「老後に必要なのはお金、友達、筋肉」という言葉は当を得ています。90歳のフィットネスインストラクター瀧島未香さんは「背筋を伸ばしてテレビを見て、つま先立ちでトイレに歩く。ストレッチは諦めないで、1ミリ伸ばすだけでいいから続ける」と言われています。

医師から「高齢化に伴い筋力低下は避けられない。維持するだけでも大変ですよ」と言われました。

80歳になりタニタの体重計で筋肉量を測ると、少しずつ減っていることが分かりました。しかし、ストレッチ教室に通い始めて半年ぐらいしたら筋肉量が少し増えたのです。ストレッチ教室を休むとすぐ減りました。とても敏感に反応します。

握力の低下も老化のバロメーターと言われたので、早速握力計を買いました。

〈サラリーマン時代〉

・「帰宅時に自宅の最寄り駅より一つ手前で降りて家まで歩くと良い」と勧められて試しましたが、駅の間隔にもよるし、夏は暑い等で長続きしませんでした。

・理想は、毎日歩くことを習慣づけることですが、朝は忙しいし、帰宅すれば、疲れて散歩する気力が残っていませんでした。

〈引退後〉

・ラジオ体操を毎日（ＰＣ上ユーチューブでＮＨＫの第一第二体操を見ながら）始めましたが、長続きしませんでした。というより、ストレッチ教室に通うことに変わりました。

正しい歩き方をＴＶでやっていますが、自分のものにするのに1ヵ月ぐらいは意識して歩かないと身につきません。早歩きとゆっくりの繰り返しが良いとか、後ろ向きに歩くのが良いとか（安全な場所がないと出来ない）ありますが実行出来ていません。毎日30分歩くのは定着しました。（トレッドミルの運動が出来る場合は散歩はなし）

ハイキングの会にも参加しましたが、80歳になると他の人の速度について行けないので退会しました。

最近トレッドミルの運動量が多いと、心臓の疲労度を測る数値（ＢＮＰ）が平常の2倍に上がり心臓への負担が大きくなっていました。やりすぎでした。肝臓の指標ＬＤも筋肉を使うと上昇すると言われ、その後注意しています。ＬＤが２６４〜２８７（基準値１２４〜２２２）と上昇しているのは筋肉を使っているから、という説明でした。

散歩で自然の光に当たると、セロトニン（脳内物質、幸せホルモン）が分泌されるらしいです。

４時前後、夕陽に向かって散歩するのがよいと聞いたことがあります。

歩くのが良いことは分かっていましたが、サラリーマン時代は、残業・付き合い等「歩かない」言い訳ばかりでした。気がついたら内臓肥満・脂質異常症が進んでいました。

1年前からほぼ毎日体を動かすようにしています。

今は、ストレッチ教室に週3回、1回30分、その後トレッドミルで20〜30分間、心拍数を最初65〜70から始めて、80〜90に抑えてのゆっくりした歩行。速度は3・0〜4・0㎞／h。無理をしない。

気候の良い時期は30分の散歩。

これが定着するのに2年ぐらいかかった。効能は、体が軽くなったことと、睡眠の質が良くなった（10時30分〜11時から5時〜6時迄ぐっすり）ことです。

続けるコツは、日常生活（朝の歯磨きのように必ずやる事）に組み入れること。

「何事も習慣づける」ことが大事と分かっていても実行が難しいです。

〈水泳〉

水中ウォーキングが腰に負担がかからないので理想的と聞きました。水泳教室に入るのが良いのですが、お金もかかる。少しは泳げるので、教室のメンバーと同じペースで泳ぐ時間がもったいない。

最近、脊柱管狭窄症が痛み止めで少し緩和したので再開しました。40歳代に泳いでいたので、自己流ですが30分で２００メートルぐらいゆっくりしたペースで泳いでいます。週1回が目標ですが、続けるのが大変です。冬はお休み。


〈ヨガ〉

81歳から始めて継続中。

ゆったりとした動きで、全身の（普段使わない）筋肉・骨盤を使い、可動域を伸ばす。激しい運動ではないが、1時間半休みなく体を動かすと汗をかきます。最後に瞑想で終わり、体が軽くなった気がします。

〈筋トレ〉

本格的にトレーナーを雇うのは、金銭的に余裕がある内に始めて、その費用を「日常生活に必要な費用」として予算に組み込むと良いでしょう。

私の場合、そのチャンスを逸しました。81歳になった今では、自分流のプログラムで無理のない範囲でやっています。筋肉が痛くなるようになったら、やり過ぎのサインです。

ストレッチ教室に半年以上通ってトレーナーとも顔なじみになり、気楽に教えてもらえるようになりました。

〈部位別に注意していること〉

・脳*

88歳の菊池和子さんが「きくち体操の特色は、『脳』を使って体を動かすことです」と書かれています。「私は風邪を引いても、極力寝込まないようにしています。せめて座るようにしています」(文藝春秋2022・6)

朝起きて血圧をはかり、朝食の準備をする間も、脳は「今日の予定を確認し、何から先にしようか」と考えています。その後も常に考えながら行動しています。

脳は24時間活動しています。脳には糖質・グリコーゲンの30％が使われているので肥満防止に糖質を制限し過ぎると、バランスを崩して（脳に糖質が回らないので）ボーっとします。注意しなければなりません。血圧を下げ過ぎてもボーっとします（立ち眩《くら》み）。

脳は常に使っていればボケない。サラリーマンは引退後ボケると言われます。時間が出来たら、数独パズルをやるか、（今は）パソコンに向かってこの原稿を書くようにしています。

＊脳についての詳細は巻末の参考資料をご覧ください。

・腰

40歳の頃ギックリ腰を2〜3回して以来、ずっと腰痛に悩まされています。60歳頃、肺のレントゲンを撮ったら「多田さん、背骨が曲がっていますよ」と言われました。70歳後半しっかりと歩けなくなり、寝返りすると痛み……買い物の手押し車で整形外科に通いました。80歳に脊柱管狭窄症と診断され、今でもリハビリに週2〜3回通っています。

・肩

肩こりも40歳頃からで、今考えると腰痛と同じ「背骨の曲がり」が原因と考えられます。

結局は腰・肩を中心に、全身のストレッチが日課となっています。

・舌

誤嚥《ごえん》性肺炎の原因は、「飲み込む力とのど周りの筋肉の衰え」と聞き、毎日アッカンベーの舌の運動をしています。

「あ・い・う・え・お・(アッカン) ベー」を5〜6回繰り返します。

前に出してから奥へ引っ込める↓左右に動かし、口の両端を舐《な》める↓上下に動かし、鼻とあごを舐めるように動かす。

・口——大きく開けてから、閉じて歯を噛み合わせる↓すぼめてから、横に広げる。

・あご——口を閉じて頬を膨らませる。
　下あごの運動を3分くらい。

・口腔ケア——すすぎ薬で朝（昼）寝る前にうがいする。
　リステリンを少し薄めて使っています。

・ぶら下がり運動
脊柱管狭窄症で腰椎がずれているという診断だったので、腕と相談しながら毎日ぶら下がり運動をしています。中学生時代は、逆上がり等鉄棒が得意だったのに、と思い出しながら。

・頭・顔・首
頭皮をマッサージする
目の周りを優しくマッサージする
両方の耳に手のひらを当て、圧迫する
唾液線（顎の下と耳の下）を刺激する
首回りをマッサージする

〈老齢化〉
健康な老後を過ごす為には、予防策を早くから実行します。

何から始めるか
・適度な運動――ストレッチ教室から始める。週2回から始め、今は毎日。
・規則正しい食事――栄養バランス
・規則正しい睡眠

何をすれば良いか＝生活習慣病の予防
・食べ過ぎ、飲み過ぎの防止・栄養バランス・規則正しい食事・禁煙
・十分な睡眠・ストレス解消

記憶力・理解力の低下の予防
・頭を使う・他人との交流＝趣味の会への積極的な参加・日記をつける
・旅行プランを考える・囲碁・将棋・麻雀・料理・パソコン

心の衰えを補う
・食事
少な目、回数を増やす――内臓への負担を少なく
いろいろな食品――脂肪・糖質を控えめに
使うエネルギー量は、体力がある人とそうでない人により違う
水分をこまめに。のどが乾いていなくても
薬の副作用に注意――腎臓の機能低下の場合、長期間・同時にいくつも飲む人

前かがみで食べる――反り返って食べると誤嚥性肺炎のリスク
・運動
メディカルチェックを受けてから
ウォーキング――少し汗ばむ程度のペースで、1日15～20分。週5回
ウォーキングの代わりに家事・ストレッチ
足が不自由な人は椅子に座って

こころの健康
・思うように動けない為に、自信を失い、自分から何かする意欲を失う
↓閉じこもり・うつ病・認知症
↓（防ぐには）前向きに考え、生きがいを感じる
↓趣味・今年の目標を立てる・ボランティア活動に参加
・睡眠
リズムが乱れる→毎日同じ時間に就寝、起床
寝る前に、音楽などリラックス

光の入らない静かな部屋で寝る

生活環境

・転倒防止のため、バリアフリー化

・視力の衰え対策——若い頃の3〜4倍の明るさが必要

〈老齢化に伴う体の不具合〉

70歳後半から体力の衰えを感じるようになり、体のあちこちに不具合が生じるようになりました。

・**無呼吸症候群**

2021年（80歳）10月いびきが気になっていたので、専門医に診てもらいました。無呼吸症候群で重症だと言われました。

若い頃は気にしませんでしたが、これも老齢化の一つで、筋肉の衰えが原因かと思われます。

ＣＰＡＰという検査機器を睡眠中鼻にあて、肺への気道を広げる治療を続けています。これは生涯続けなければならない。言い換えれば完治しないということです。

予期せぬ出来事でした。しかし、更に高齢になってからこの治療を受けるのは辛い、早く分かって良かったと前向きに考える事にしました。

1年間経過して機器にもなれ、口呼吸も楽になりました。

・副鼻腔炎

ここ2~3年冬になると右の鼻の横（副鼻腔）が腫れて、耳鼻科で抗生物質をもらい1週間ぐらいで治っていました。２０２1年秋に耳鼻科の先生に「副鼻腔腫瘍の疑いがあるのでＭＲＩを取りなさい」と言われ、結果、1週間入院して手術を受けることになりました。80歳になってからの手術は体力が持つか心配でしたが、何とかクリアしました。

辛かったのは全身麻酔。過去の手術はすべて全身麻酔を伴い、それほどの苦痛は感じませんでした。しかし、80歳での全身麻酔は疲れました。それだけ体力が落ちていると感じました。振り返れば（まだ若い）70歳半ばに胃がん・膀胱がんと7回も手術を受けていて良かったと思います。

・頻尿

頻尿も老齢化の現れでは。

70歳後半から気になっていましたが、最近、特に夜間何回もトイレに起きるようになりました。多い時には、11時から6時の起床まで5〜6回で熟睡出来ません。

膀胱がんで、膀胱が少し小さくなっているのも原因の一つと思われます。

医師から漢方薬「牛車腎気丸」を処方してもらい快方に向かっています。


81歳の時点で胃がん・膀胱がん等も卒業し、内臓疾患はなくなったのでやれやれと思っていましたが、脊柱管狭窄症・副鼻腔炎手術・頻尿と医者通いとリハビリから解放されない状態が続いています。

1日の行動を例示すると、
午前中――ほぼ毎日ストレッチ教室に通い、週2～3回リハビリ
午後　――週2回買い物、ピアノは隔日（30分）、韓流ドラマ・世界遺産などTVをみる
夕飯後――台所の手伝い

血液検査、胃カメラなど医者通いは平均月1回ですが、1日がかりなので、その日は、ストレッチはできません。外出で時間のない日は夕食前など隙間の時間を使い、自己流のストレッチをします。

このように大半の時間を健康管理に使っています。

第4章　睡眠

「睡眠障害対処12の指針」（平成13年度、厚生労働省研究委託「睡眠障害の診断・治療ガイドライン」）が分かりやすいので、引用します。

1．睡眠時間は人それぞれ――8時間にこだわらない、老齢化に伴い短くなる。
私は7時間を目標としている。

2．寝る前にリラックス――就寝4時間前のカフェイン（コーヒー・紅茶・緑茶）をさける。
入浴は1〜2時間前に、38度ぐらいのぬるま湯がよい。
軽い運動・ヨガ等が良い。パソコン・興奮するTV番組・スマホは不可。
明るすぎない照明（オレンジなどの暖色系）がよい。

3. 時間にとらわれず、眠くなったら床につく
4. 同じ時刻に起床――日曜に遅くまで床で過ごすと月曜の朝がつらい
5. 目が覚めたら朝陽にあたる（体内時計をスイッチオンする）
6. 規則正しい食事・運動――夕陽にあたりながらの散歩もよい
7. 昼寝を15時前に20〜30分
8. 眠りが浅いときは、遅寝・早起き
9. イビキ・呼吸停止・足のぴくつきに要注意――無呼吸症候群の疑い
10. 十分眠っても日中の眠気が強い時は専門医に
11. 睡眠薬の代わりのアルコールは不可――深い眠りを減らし夜中に目覚める
12. 睡眠薬は医師の指示で正しく使えば安全――一定時刻に、アルコールと併用しない

（補足）

・風呂*は38度ぐらい。熱いと交感神経が優位となり興奮する。ぬるいお湯で興奮が鎮まり、毛細血管への血流がアップする。風呂から上がると体表の毛細血管より熱が

放出され始め、体温がスーッと下がり次第に眠くなる。
・若い人はすぐ深い眠り（ノンレム睡眠）に入れる、高齢者は寝つきが悪い。
・枕は寝返りの出来る高さ（西川は、枕を背骨のカーブに合わせて作ってくれる）
・スマホのブルーライトはメラトニンの分泌を抑制するので、10時以降は不可。

＊風呂

・シャワーにより浴槽浴——肩まで浸かる全身浴がよく温まり、水圧が高いので血流がよくなる。
・毎日はいる
・38～40度だと副交感神経が働く。42度以上だと交感神経が刺激され、血圧が上がり・脈が速くなり・内臓の動きがとまる。
・10分程度——最初に5分、体を洗って5分でよい。
・15分を限度——長いと熱中症・脱水症のリスク。
・体温が0・5～1度上昇する。
・1～2時間持続する。

・入浴後、90分経過すると体温は急激に下がり始める。このタイミングで寝る→すぐ寝る。
・（炭酸系の）の入浴剤は、皮膚から炭酸が吸収されることで血管が拡張され、保温効果が高まる。
・保湿は、風呂上がり10分以内に、保湿ローション。
・入浴前後で５００mlの水分を。水・お茶。
イオン飲料（スポーツドリンク）・ミネラル入り麦茶は、汗をかくことで失われるナトリウム・カリウムを補給、脱水から回復させる。
・お湯に浸かると、「浮力」の作用により、重力から解放される。筋肉・関節への負担が減少し、体が軽くなってリラックスできる。

【豆知識】
①睡眠の目的
・休養・保守作業――アルツハイマー病の原因である「アミロイドβ――タンパク質――」を脳脊髄液中に洗い流す。

・記憶の整理――嫌な記憶が整理され、消去される。学習された記憶が定着・保持される。
・ホルモンバランスの調整――寝入りばな数時間で成長ホルモンがたくさん分泌される（寝る子は育つ）
・免疫力アップ――睡眠前半にメラトニン（ホルモン）が多く分泌され、胸腺に働きかけT細胞を作らせ、感染症を治療する……風邪はよく寝れば治る

②体内時計
人体には何十億年もかけて獲得した概日《がいじつ》リズム（サーカディアンリズム）がある。このおかげで朝目が覚め、夜眠くなる。24時間周期のサーカディアンリズムを生み出しているのが「体内時計」。
脳の眉間（視交叉上核）にある親時計がタクトを振り、約60億個の細胞にある子時計が従う。
第1のスイッチ――太陽の光
体内時計の周期は約24時間11分。地球の自転と11分のズレがある。これを毎日修正

する役割が太陽の光。朝、陽に当たると親時計がそれを認識し、時計遺伝子のスイッチがリセットされる。それから約15時間後に、眠気を促すメラトニン（ホルモン）の分泌が始まるように遺伝子に書き込まれている。

曇りでもＯＫ。雨でも窓際に数分たたずむだけでＯＫ。

第2のスイッチ——食事。起床後1時間以内に。消化活動が腸の子時計を直接リセットする。トリプトファン（必須アミノ酸の一つ。メラトニンの原料となる）を含む乳製品・卵・納豆・鶏肉。朝食を抜くと、メラトニンの産生が乱れ、睡眠の質が下がる可能性がある。

（私の場合）朝起きたらすぐ牛乳を２００ccくらい、少し温めて飲む。便秘しない。

第3のスイッチ——運動。顔を洗う・歯を磨く・ゴミ捨てに行く等の日常的動作で良い。

第5章　薬

高齢者は多くの薬*を服用し、かえって体の調子を落とすことがあります。追加で処方された薬を飲んで体調が悪くなったら、その薬を中断して様子を見るのも一つの方法かと思います。

7種類以上の服用は避けた方がよい、という医師もおります。

なお、ビタミン剤・サプリメントは、ここで言う（治療）薬ではありません。

＊薬40兆円の国民医療費のうち、10兆円を薬剤費が占めている。

医師にも2種類あるようです。「○○が痛む」というとすぐ薬を処方する医師と、「原因がはっきりする迄様子をみましょう」という医師です。私は後者を選びます。

薬剤師に「効能が重複していますよ」と指摘されたことがあります。そうした場合、医師に直接「減らしてください」と言いにくいので、メモで「薬剤師から指摘されましたので、ご相談したい」と伝えました。

〈高血圧の薬〉

血圧が下がらないので2種類飲んでいます。

・高齢者でも適応する・強力な降圧効果・軽い利尿作用→ベニジピン2mg、2回／1日

・長時間作用する→テルミサルタン、40mg、2回／1日

テルミサルタンだけでしたが、160／90と下がらないのでベニジピンが追加処方されました。

「これで暫く様子をみましょう」ということになっています。

〈血栓の予防・血液の流れを良くする薬〉

動脈硬化が進んでいるのでクロピドグレルとイコサペント酸エチルが処方されてい

ます。

リスクとして、転んで出血すると、血が止まらなくなります。

手術を受ける時は、クロピドグレルを2週間前ぐらいから飲まないように、と注意を受けます。


〈慢性肝臓疾患の症状改善の薬〉

タチオンは60歳代から続いています。


〈骨粗しょう症の薬〉

処方されているボナロン錠は、骨の代謝を改善すると言われます。特殊な薬で、週1回起床時に200ccの水で飲み、30分間は食事なし、横になってはいけないといいます。

アルファカルシドール錠は、ビタミンDでカルシウムの吸収を良くしてくれる。

〈睡眠薬〉

睡眠薬は習慣性があるので、できるだけ飲まない方がよいと理解しています。しかし、加齢とともに寝つきが悪くなってきたので、習慣性の少ないと言われる誘睡薬を処方してもらいました。処方されたブロチゾラム錠は、薬辞典では睡眠薬と分類されています。脳のベンゾジアゼピン受容体（ネット検索で調べたが専門的過ぎて理解できない）を刺激して脳を安静にして、眠気を引き寄せるとあります。

時々半錠にして飲み、習慣性になるのを防いでいます。

薬に限らず「医師の話をうのみにしない」ことです。そのためには、手元に医学事典と薬辞典をおきたいものです。医師の話を自分の目で確認すると勉強にもなります。『家庭医学大事典』（小学館、２４３４ページ）には、ほぼ全ての疾病ごとに、その原因・治療等詳しく解説されています。「医学部ではこれらを全て教えているのか？」と思いながら読んでいます。

『今日の治療薬２０１４』（南江堂、１３９２ページ）には、疾病ごとの薬が網羅されています。薬が何に効くのか、製薬会社、ジェネリック医薬品、どのような仕組みで作用するのか等も詳しい説明があります。

第6章　手術・入院

入院や手術を経験しないで過ごせることは、理想的なことです。仲間には、人間ドックに入ったことがなく、元気に過ごしている人もいます。

しかし、多くの人は、薬や手術等の治療を受けて病気と闘っています。

〈手術とそれ以外の選択肢〉

23歳、入社間もない6月に急に腹痛を覚えました。病院で診てもらったら虫垂炎で、すぐ入院した方が良いといいます。迷うことなく、家に帰る時間もなくすぐ入院しました。

幸い、その後60歳になるまで入院することはありませんでした。

50歳後半、肝臓の数値が悪いので、虎の門病院に通っていました。ある時「肝炎の疑いがあるので生検します」と言われて1ヵ月入院しました。検査だけで手術はなかったので、身体への負担が全くなく、1ヵ月は退屈な長い入院生活でした。

74歳には、50歳から通っていたクリニックで胃がんが見つかりました。提携先の国立がんセンターに入院。早期発見だったので、迷うことなく手術をお願いしました。

開腹手術ではなく内視鏡手術で、1週間で退院。全身麻酔の洗礼は受けたが、1時間くらいの手術で身体への負担はありませんでした。帰りには築地市場の寿司屋で好物の寿司を堪能できました。ただし、サビ抜きで。(その後、一年に1回の胃カメラ検査の後の寿司が楽しみで通っています)

胃がんと相前後して膀胱がんが発症。血尿に驚き泌尿器科に行き検査すると、「私の教え子がいる練馬病院にすぐ行きなさい」と。精密検査した結果、出来るだけ早く入院しなさい、と。

この時は、進行していたので手術するしか選択肢はありませんでした。膀胱がんは再発し易いがんで、合計4回することになりました。2年後には完治し、その後は一年に1回の検査で済んでいます。

80歳に脊柱管狭窄症と診断されました。医師から「脊柱管が全面的に詰まっていますから、通常は手術をします。ただし、神経の集中している場所の手術なので、(高齢でもあり)投薬とリハビリという選択肢もあります」と言われました。

この時は投薬とリハビリを選択し、脊椎の周りの筋肉を鍛えて「だましだまし」今日に至っています。

脊柱管狭窄症の手術のようにリスクが高く、生活の質を落とす可能性が高い場合は、投薬・リハビリで様子を見ることとしていました。

今後も「手術も選択肢の一つです」と言われたら、即決せずに、セカンドオピニオンに耳を傾けるようにします。

難しい判断を迫られたのは、鼻副鼻腔腫瘍の手術を受けた時でした。目の神経のすぐ近くの手術なので眼科の診断も受けてください、と執刀医の慎重な発言でした。脊柱管狭窄症の場合は投薬とリハビリという選択肢がありましたが、鼻の場合は、手術をするかしないかの二者択一でした。

手術しない場合は、片方の鼻詰まり状態がずっと続き、呼吸量が半分になるリスクが残ります。（ＭＲＩで見ると、右の副鼻腔の腫瘍が空気の通り道を塞ぐようにセリ出て、ほとんど左の鼻だけで呼吸している状態でした。ＭＲＩをとる迄はこのことに気づかなかったのです。）

今手術をしないと、残りの人生（あと何年生きるか分かりませんが）を片方の鼻だけで呼吸することになる、と気づきました。

この場合は、リスクを取って手術をしました。

ただ、全身麻酔が、若い頃と違ってとても負担に感じました。麻酔後24時間じっとしている（寝返りができない）ので、体中が痛くてたまりませんでした。

〈年を取ると病気は全快しない？〉

脊柱管狭窄症の場合は、痛み止めの薬とリハビリで痛みが出ないようにしているだけで、脊柱管の狭窄は全快しないと思います。

60歳に治療を始めたC型肝炎は、虎の門病院の肝臓専門医師と新薬のお陰で74歳に全快完治しました。その後は、駆除しにくいB型ウイルスは検出されていませんし、2ヵ月ごとの血液検査やエコーでも異常はなく、健康な状態が続いています。

70歳代後半には、治療した胃がん・膀胱がんとも、年1回の検査で問題ない状態が続いています。

無呼吸症候群は、完全に治らないと聞きました。

80歳になってから悪い部分が次々と現れ、この間ほぼ100%の時間を、日常生活のできる体を維持するために使いました。

高齢になると、術後の回復に時間がかかります。今後は、生活の質（Quality of Life）を低下させない為に、手術は最後の手段とし、投薬・リハビリという選択肢があれば、迷わず後者を選択します。

〈入院〉

胃がんの時は、20年以上胃カメラの検査をしていたクリニックが提携先の国立がんセンターを紹介してくれました。提携先なので手続きも早かったです。

膀胱がんは、泌尿器科クリニックの先生の後輩がいる練馬病院でした。膀胱がんは再発しやすく、3年間で4回手術をしました。

慢性肝炎で肝生検のために、1ヵ月虎の門病院に入院しました。異業種交流会で知り合った先輩が虎の門病院の先生を紹介してくれました。虎の門病院は公務員用の病院なので、紹介がないと入院出来ないと聞いていました。以来20年以上、今も同じ医師に診てもらっています。

その医師は最新の治療薬に詳しく「副作用の少ない新薬が出来たから、ウイルスを除去出来るでしょう」と高額と思われる薬を処方してくれました。区の補助金を申請したが、薬の値段は聞けませんでした。

私の場合、いずれも最良の病院と医師に恵まれて感謝しています。

〈点滴〉

手術には、点滴・全身麻酔等必ず必要な準備があります。動脈硬化があるので、点滴には苦労しました。ある時大病院で、点滴を始めて数時間して漏れ始めました。看護師を呼んでやり直して貰う。看護師は何事もなかったかのように直してくれました。それでも血液が漏れた箇所が痛み、暫くして逆流し始めました。看護師は謝りもせず「大丈夫ですよ」と言います。「患者様の目線で」という標語が泣いています。

得られた教訓は、手術での障害を少なくするために動脈硬化にならないこと。動脈硬化になる前に（若い時に）手術すること。

余談ですが、大病院で他の人の食事が配膳されたことがあります。朝食でした。ほぼ毎日同じメニューだったので、「いつもと違う！」と気がつき、カードを見ると違う人の名前でした。大病院でも自分を守れるのは本人だけです。

第7章　病気と共に生きる

病気の主な相関関連
生活習慣病→肥満　高血圧　糖尿病　脂質異常症　動脈硬化
肥　満　→高血圧　脂質異常症　糖尿病
高血圧　→動脈硬化　心臓病（狭心症・心筋梗塞）　脳卒中（脳梗塞・脳出血）
動脈硬化　→心臓病　脳卒中
糖尿病　→肥満　動脈硬化
脂質異常症→動脈硬化　心臓病

闘病というと、（がんを例にとると）手術や抗がん剤治療で快癒*を目指すというのが一般的な定義です。ただし、手術や抗がん剤治療は免疫力を落とし、他の病気を引き起こしやすくなります。ですから、病気を受け入れ、共に生きる選択肢を推奨する医師もいます。

＊「快癒」は（辞書では）病気が完全に治り健康になること。全快。

「回復」は病気が良くなること。快気。

がんは再発するので、健康になった（快癒・全快）と思っても、再発の可能性があります。

膀胱がんの場合――その部位を切り取った時は病気が良くなり「回復」したと思いましたが、別の場所に別のがんが発症しました。(転移というより、再発と言われました)

この先どんな病気にかかるか分かりません。その場合「病気を受け入れ、共に生きる」つもりです。通院や投薬で治る、または症状が緩和されるのが理想的です。

大事なことは、病気にかからないように「免疫力」を高める生活（食事・睡眠・運動）を続けることです。

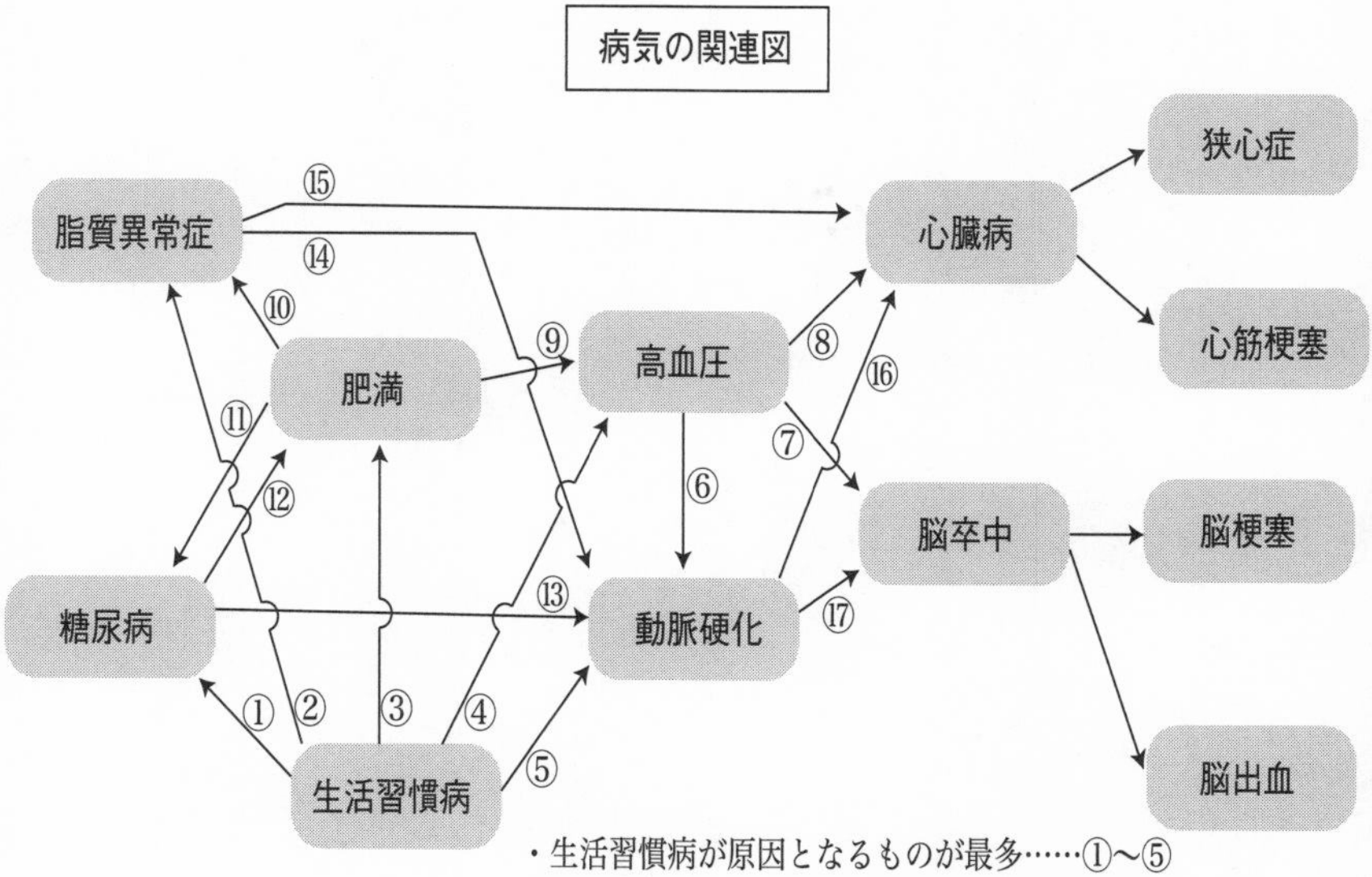

・生活習慣病が原因となるものが最多……①～⑤
・高血圧　……　⑥～⑧
・肥　満　……　⑨～⑪
・糖尿病　……　⑫～⑬
・脂質異常症……⑭～⑮
・動脈硬化……　⑯～⑰

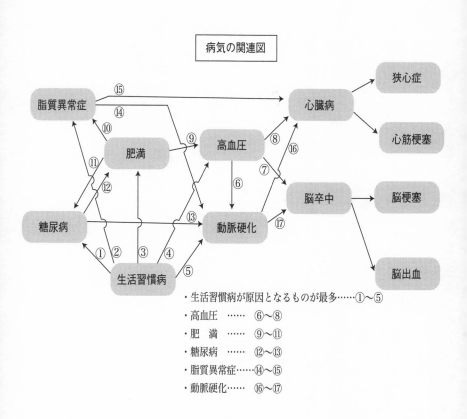

胃がんの場合、内視鏡手術であれば経験ずみなので（全身麻酔の苦痛を除けば）受け入れるつもりです。がん細胞が増殖して開腹手術や抗がん剤の使用が必要になったら「がんで苦しまない方法を共に考えてくれる医師」を探します。

更に病状が悪化した場合は「緩和ケア」を選択するつもりです。

私の兄はがんの末期「もうこれ以上苦しみたくない、逝かせてくれ」と言ったそうです。

「緩和ケア」を検討したかどうか、聞いておりません。

そうした状態になるまでは、時間の8割を旅行、同好会・仲間との集まり、演奏会に行く（ピアノ曲が良い）等好きなことにあて、2割は引き続き部品の修理に、修理がきかない状態になったら緩和ケアにしてもらいます。

今の「普通の生活」が出来る間は、好きなことをやり、親には産んでくれたことに、旅行を共にした友人、趣味の油絵を残せること等々に感謝し、悔いを残さず穏やかに逝きたいものです。

子供たちに迷惑のかからないように、次のような「尊厳死」事前指示書を書き、署名しています。

「私の傷病が、生命維持装置なしでは生存できないと診断された場合は、死期を引き伸ばす為の延命措置は一切しないこと」

1）信頼できる医師を探す

ドクターショッピングをして、自分の考え方を受け入れてくれる、かかりつけ医を探せることが理想的です。

ただ実際には、ドクターショッピング出来る人は限られているでしょう。趣味の会（絵手紙、ヨガなど）で親しくなった人達の「くちこみ」が有力な手段です。

私の場合は、高校の同期会で偶然会った医師に長年診てもらっています。彼は「高齢者」専門の循環器内科の医師で、同期でもあり気楽に相談にのってくれています。医師に恵まれました。

C型肝炎も異業種交流会で知り合った先輩が虎の門病院の医師を紹介してくれ、20年以上もお世話になっております。

自分でドクターショッピングをして失敗したこともあります。その時はもう一人探してセカンドオピニオンを求めました。

良い医師を選ぶ基準については、例えば「薬で体がだるくなる」と相談したら、「薬が合わなかったのかもしれませんね。ほかの薬を試してみましょう」と対応するような医師がよいかと思います。

（薬）

今困っているのは、薬の多さです。「血圧が高い」ので、循環器内科の医師から降圧剤を処方してもらってます。「尿酸値が高い」ので、フォローアップ内科で薬をもらっています。ビタミン剤も含めると、10種くらいになります。自己負担が2割になったので、薬代は家計に響きます。

症状が良くなっても減ることはほとんどありません。減らした例が1回だけあります。脊柱管狭窄症の痛み止めを、2種類もらっていました。リハビリとストレッチ教室の効果があって、痛みがほとんどない状態になり、医師に相談したらすぐ減らしてくれました。

2）治療を受けるにあたっては

正確な治療を受けるには、患者として十分な準備が必要です。

60歳くらいから、高血圧の治療を受けています。自宅で朝の血圧は140／80だったのが、医師の前では160／90くらいに上がる「白衣高血圧」でした。現在も降圧剤を処方してもらっています。

70歳くらいまでは、手首で測定する血圧計で時々測る程度でした。70歳を過ぎてから、150＋／90＋と高い数値が続いたため、血圧計も腕で測る医師の使っている夕イプに変え、朝と夕食前（医師の薦め）2回測り記録するようになった。

今では、診察時に血圧手帳を持参しています。

肥満対策として、毎日の摂取カロリー（理想はカロリー計算することですが、難しい。ご飯・パン・肉などカロリーの多い食材を記録するぐらいかと）と運動量（歩行何分とか）を記録するように、と言われています。

栄養状態を詳しく診てもらいたい場合は、栄養管理科で診てもらえます。診察の前に、1週間分の詳細な食事内容を記録して持参するように指示されます。

診察してもらうには、自分も勉強しておく必要があります。

例えば「すでに動脈硬化が進んでいる場合は、血圧を下げる薬は血流の勢いを悪くするので、既に狭くなっている血管内に血液が滞ってしまうリスクがある」ということの認識が欠かせません。

サラリーマン時代は、風邪をひいたら近所の内科に行くくらいでした。

肝炎を指摘されて、初めて内科ではなく肝臓専門医に診てもらうようになりました。

血圧が下がらないので、偶然同期会で会った循環器内科の医師に診てもらったら、動脈硬化が見つかり現在に至っています。

臓器が別ですから、当然医師もクリニックも別です。

ただ最近「フォローアップ科」「総合診療科」という名前の科が出来て、肝臓はフォローアップ科で診察してもらっています。（ちなみに医師は肝臓科の医師と同じ医師です）

ＮＨＫの「ジェネラルドクター」という番組があり、複数の症状からどのような診断に導くか、という具体例を複数の研修医に投げかけて（患者さんの訴える痛みや、生活環境ほかの情報もふまえて）「総合的に診断する」というとても良い研修番組でした。

今後フォローアップ科（ジェネラルドクター科）が増えることになるでしょう。

自分も「複眼的」な見方、ジェネラルドクターの精神が求められていると思います。

3）「高齢者は血圧が高くても大丈夫」とは言えない

医師によっては「高齢者は血圧が高くても大丈夫」「動脈瘤がない限り、最高血圧が190でも血管が破れることはない」と言われます。

個人差があると思いますので、180で頭痛・吐き気・めまいがあれば、その人にとって180は高いということになります。

私の場合、160／90ぐらいが続いているので、医師は「2種類の薬を処方します。強すぎると頭がボーっとするので、その時は、相談して減らしましょう」と言われています。

160／90なら「大丈夫」かも知れませんが、動脈硬化もあるので、安全を考え薬を処方してもらっています。

第8章　病気の原因と予防

1）生活習慣病

〈生活習慣病とは〉

かたよった食生活、エネルギーのとりすぎ、お酒の飲み過ぎ、脂肪のとりすぎ、塩分のとりすぎ、喫煙、運動不足、夜ふかしの連続など、生活習慣の積み重ねを要因とする病気。

代表例は、糖尿病、脂質異常症、高血圧、脂肪肝、痛風、メタボリックシンドローム。

〈生活習慣病が動脈硬化をもたらす〉

・高血圧の場合　高血圧によって極端に強い力がかかり続ければ、修復能力を超えて、動脈硬化をおこす。

・糖尿病の場合　糖尿病では、血液中に過剰なブドウ糖がだぶついた状態となっている。ブドウ糖はタンパク質にくっつきやすく、くっついた糖化タンパクがどんどん増える。この糖化タンパクが血管を傷つけ、ボロボロにする。動脈も傷つけられ弾力性を失い動脈硬化をおこす。

・脂質異常症の場合　脂質異常症では、血液中に含まれている脂質（血清脂質）が過剰。ＬＤＬコレステロールが非常にできやすい。このとき、動脈の内壁に傷ができると、そこにＬＤＬコレステロールが入り込んで蓄積し、コレステロールがつまった粥状のこぶへと発達する（粥状動脈硬化）。→狭心症、脳梗塞、心筋梗塞。

・メタボリックシンドロームの場合　高血圧、脂質異常症、高血糖それぞれが動脈硬化を引きおこす要因。

脂質細胞には、血管の傷を修復する善玉アディポネクチンを分泌する働きがある。しかし、内臓脂肪型肥満になると、善玉アディポネクチンの量が低下する。

2）肥満・メタボリックシンドローム

〈肥満とは〉
BMI（＝体重〈kg〉÷身長〈m〉÷身長〈m〉）が25を超えると肥満
（私の場合）55kg÷1・6÷1・6＝21・5

〈メタボリックシンドロームとは〉
【高血圧　高血糖（糖尿病）　脂質異常症】の二つ以上＋肥満（内臓脂肪型肥満*）
メタボリックシンドローム↓（動脈硬化の進行）↓心筋梗塞　脳梗塞

*内臓脂肪型肥満――内臓の周りに大量の脂肪がついて、ウェストが極端に太くなった状態をいう。（リンゴ型肥満。「おなかポッコリ」体型）
（男性）ウェスト径　85cm以上

測り方
・服を脱いで、真っ直ぐに

・自然な、軽い呼吸。リラックス
・前は臍の位置、後ろは肋骨の一番下と腰骨の一番上の中間を通るように、メジャーを回す。

〈原因〉
・炭水化物（糖質）の摂り過ぎ——炭水化物を食べると、消化され一個一個のブドウ糖に分解される。ブドウ糖は小腸*から吸収され血液中に送られる。血液中にあふれたブドウ糖を、インスリンがグリコーゲンに換えて、肝臓や筋肉に貯蔵する。貯蔵できる量は限られている。余ったブドウ糖は中性脂肪に置き換えられ、脂肪細胞に蓄積される。↓太る
おにぎり1個、食パン1枚、ざるそば1枚（いずれも炭水化物）の方が、脂身のステーキ（脂質）200gより太る。

＊小腸の長さは6m（ゆるむと2〜3m、小腸壁の表面積（高さ8㎜のひだと、ひだの表面をおおう突起——高さ0・5〜1・5㎜の繊毛と微繊毛）は200㎡、テニスコート

1面の広さ。

吸収するのは吸収上皮細胞で、その新陳代謝は早く5日で入れ替わる。

ちなみに、赤血球は120日で、皮膚は1ヵ月、骨は1年に五分の一が入れ替わる。

毛は3～6年が寿命。1ヵ月で10～20㎜伸びる。1日に100本抜け10万本ある。

・基礎代謝の低下――加齢と共に基礎代謝が低くなり、同じ量の食事でも消費エネルギーが減った分、脂肪がつきやすくなる。

・基礎代謝は筋肉を育てることで維持できる。

・体重の目安――運動習慣を身につけ、20歳当時の体重のプラスマイナス5㎏が目標。

〈予防〉

・腹八分――朝八分目、夜七分目が理想

・三食規則正しく（安定したエネルギーが得られないと、エネルギーが入ってきたとき、それを出来るだけため込もうとして、肥満し易い体質になる）

・1日の糖質摂取量を守る

・間食は菓子パンより、チーズ・牛乳・ヨーグルト・アーモンド（５粒）
・よくかんで、ゆっくり食べる（食事後、満腹感を得られるまでに、15～20分かかる）
・食物繊維の多い野菜などを先に食べる↓消化に時間がかかるので糖質の吸収がゆっくりとなる
・小鉢の野菜↓肉・魚↓ご飯の順に食べる
・食べた直後に散歩する（糖質は摂ってから15分で血糖値が上がる）
・夜食・就寝前の食事を避ける
・インスタント食品を避ける
・丼物より、いろいろな品目の入った和風御膳を
・肉や脂っこいもの、味付けの濃いもの（漬け物）を控えめに
・血糖値を上げない（炭水化物を含まない）食材をとる：野菜（ジャガイモ、カボチャ、サツマイモ等を除く）・キノコ・海藻・豆類／豆腐・肉・魚
（炭水化物を含む）ご飯・パン・麺類・いも類・カボチャ・清涼飲料水*↓少しずつ減らす
・食事をしても血糖値が１４０を超えないようにコントロールする（血糖値を常時

測れる製品【リブレ】を装着する、アマゾンで購入可)。

＊清涼飲料水の代わりに緑茶・ハーブティー

レモネードは、果糖が果物の10倍入っている＝１００㎖当り20ｇ。

バナナ・パイナップルには１００ｇ当り２ｇ。

・血糖値を上げない食べ方――野菜・タンパク質・脂質と一緒に食べる
・1日3回の規則正しい食事――少ないとかえって栄養を吸収しやすくなる
・よく噛む→食後のエネルギー消費量が増える→早食いの防止→基礎代謝がアップする

〈食材〉
・長芋――肥満防止の効果
・生姜――からだを温め、脂肪の燃焼を促す
・大豆――レシチンが代謝をアップさせる

〈運動量を増やす〉

・帰宅時に自宅の最寄り駅より一つ手前で降り歩く(駅の間隔にもよるし、夏は暑い)

・テレワークでも会社に行くつもりで駅まで散歩する

・ラジオ体操を毎日(ユーチューブでNHKの第一第二体操を見ながら)

〈人体を壊すワースト5〉

(文藝春秋2022・6「糖質中毒から脱出する方法」糖尿病専門医 牧田善二によれば、悪性度の高い順から「糖質ワースト5」をあげると次のとおりとなるそうです)

#1 砂糖入り缶コーヒー・清涼飲料水・ジュース・白砂糖

#2 砂糖入りのお菓子・ケーキ・まんじゅう

#3 果物──ブドウ糖より太りやすい、ビタミン・ミネラルは豊富

#4 白米・白いパン・うどん・そば──定食は可、単品は不可

#5 玄米・全粒粉パン・いも類──ミネラルは多いが糖質には変わりない

3）高血圧

〈症状〉

特有の症状はない。症状からだけでは判断できない。

血圧が急に上下したときには、頭痛・肩こり・耳鳴り・めまい・どうき・顔のほてり・吐き気・手足のしびれ・脱力を感じる。これらは、日常的にもおこる。

血圧が高いまま安定してしまうと、症状は現れにくくなる。

〈原因〉

（体質―高血圧になりやすい体質は、遺伝する可能性が高い。）

・加齢

細い動脈の柔軟性が失われてきて、血流の流れがスムーズでなくなる（末梢血管の抵抗増大）。末梢血管の血液が流れにくいと、心臓はより強い勢いをつけて、体のすみずみまで十分な血液を送り出そうとする。結果、動脈に高い圧力がかかり、高血圧になる。

・塩分のとりすぎ

食塩*の摂取と高血圧発症の頻度は正比例する。

*食塩

成分のうちナトリウムが体内に増えると、血管壁の筋肉が収縮しやすくなる。ナトリウム摂取によって（ナトリウムの比率を一定に保とうと水分を取り込むので）血液中の水分が増し、血液量が増えるので、心臓が血液を送り出すために大きな力をかけなければならない。

・アルコールの飲み過ぎ――心拍数を増加させ、血圧を上昇させる。

・肥満――より広い面積に血液を流す為に、心臓は拍動を強め、高い圧力をかけて血液を送り出そうとする。

特に内臓脂肪型肥満の人は、動脈硬化を起こしやすく、動脈硬化が高血圧を誘発する。

・寒さ――皮膚表面近くの血管が収縮し、血圧を上昇させるカテコールアミンの分泌が増え、血圧が上がる。冬季の外出、浴室・脱衣所、トイレに気をつける。各部屋の温度調節に気をつける。

・精神的ストレス――交感神経の働きが高まり、カテコールアミンの分泌が増える。職場でのストレス（職場高血圧）、家庭でのストレス。

〈予防〉

・栄養バランス

・肥満の解消

1ヵ月2～3kgの減量を目安に。

・節酒

適量――日本酒　1合、ビール　大びん1本、ワイン　グラスで1・5杯、ウィスキーダブルで1杯、焼酎　コップ七分目

・運動

末梢血管が広がり、血液の循環がよくなる。心臓は高い圧力をかけなくても血液

を全身に送り出せる。

・禁煙

ニコチンが血管を収縮させる。

一酸化炭素により体内が酸素不足になり、それを改善する為に、心臓が血液をどんどん送り出し、血圧が高くなる。

・生活習慣（食事、運動、喫煙、飲酒、睡眠。原因の三分の二は食生活）の改善。

・減塩（推奨塩分制限）――男性10ｇ未満／1日、女性8ｇ未満。男性高血圧の人は6ｇ未満

・加工食品を避ける――コンビニ食、外食（ラーメン）、ちくわ・ハム、ふりかけ

＊生ラーメン一人前（めん110ｇ、スープ1袋）

エネルギー　400㎉・炭水化物80ｇ・タンパク質11ｇ・脂質4ｇ・食塩相当量5・2ｇ（調理後　スープの食塩相当量3・0ｇ）

・味付け――だしの風味、酢、唐辛子・こしょう、柚子、しそ、みょうが
・野菜・果物・豆類―カリウムが豊富――塩分を排出する→パセリ、リンゴ、アボカド、納豆、ぬか漬け、里芋、にら
・コレステロールの管理――高脂肪な食品を控える。肉の脂身を避け、青魚を積極的に摂る。

〈食材〉
血圧を下げる――トマト、人参、ゴマ、かつお節、黒酢、豆腐、味噌、オリーブ油
青魚――青魚に含まれるＤＨＡ・ＥＰＡ（不飽和脂肪酸）がコレステロールを下げる。
発酵食品――納豆は血栓を溶かす強い作用がある。かつお節は血圧降下作用がある。
トマト――血液をサラサラにし、血圧を低下させる。

〈私の場合〉
40代から飲酒が多く、肝臓病に加え高血圧。50代から降圧剤を服用し、70代には２種類の降圧剤、それでも家庭での最高血圧が朝１５０前後、夕方１４０前後と高い。

以下の対策を取っても、塩分1日6g以下はとても難しい。

減塩の食生活

・調味料の塩分を控える

・食材の塩分を控える……加工食品を減らす

・外食を減らす……コンビニ弁当を控える

（注意）1日3g未満など必要以上に制限すると、血液中のナトリウムが低くなり過ぎる「低ナトリウム血症」となる。腎機能がより低下したり、死亡のリスクを高める。利尿剤を使用している場合は、ナトリウムがより多く排出され、更に注意が必要。

【豆知識】

① 次のステップで舌を減塩に慣らした。

・朝昼晩の塩分を各2gに抑えることを念頭に

・サンプルとして一人分の味噌汁を作る

……水300ccに味噌を8g入れる

……味噌8g（=小さじ1杯と三分の一）は塩分1g相当
・その味を塩分計で測る
……ドリテック（dretec）の塩分計では、赤表示が塩分1・1g、青表示が0・5g
・その味を記憶しておく
・他のメニューの味も、記憶した味と比較する
……例えば、肉じゃがの味が記憶した味より濃い場合には、食べる量を少な目にする。次に肉じゃがを作る時は、塩分を控えめに味付けする

② 塩分1gを含む主な食品
・食塩　小さじ六分の一（1g）／濃口醤油　小さじ1（6・9g）
・顆粒だし　小さじ2（2・5g）／ウスターソース　小さじ2（11・9g）
・塩鮭　56g　／ロースハム　40g　／梅干し　5・6g（正味4・5g）
・食パン　6枚切り1枚と四分の一（77g）（注）小さじ1は5㎖

③ 降圧剤の飲み方

少量から始める。毎日→自己判断で止めない、増やさない。

私は、2種類以上を処方されている。季節により異なる処方をされることがある(冬は寒いので血圧が上がる)。

・運動に注意を要する人——180/110以上の人は、医師と相談すること。
・測り方——1日2回。朝、起床後1時間以内。トイレ後。朝食前。薬前。夜、就寝前。2~3回の平均値。5日以上続ける。
・家庭で最高血圧が135/85でも、医師の前では140/90ということ(白衣高血圧)はよくある。医師と話していると脳が活発に活動し、脳への血流が増える→血圧が上がる。
・最高血圧の低下——減量10kgで12~20㎜Hg低下。30分早歩きで5~7低下。減塩6g/日で4~6低下。節酒で3低下。
・睡眠時間が少ないと高め——5時間以下で高血圧症の発症率2・1%。6時間で1・18%、7~8時間で1・0%。9時間以上で0・98%

④ 高齢者の高血圧

加齢により神経機能や腎臓の血圧調整機能が低下する。そのため、収縮期血圧（高い方）が高くなり、拡張期血圧（低い方）が低くなる。↓差が大きくなる。

（実例）１６０／85　差75→（良い時）１３７／81　差56

差は60ぐらいが、理想的という

早朝高血圧（早朝に上昇する）、白衣高血圧（「血圧を測定される」ということが精神的ストレスとなって医療機関で測定すると高くなる）が多くみられる。

4）動脈硬化

〈動脈硬化とは〉

血管が肥厚して硬くなり、内腔が狭くなった状態をいう。動脈硬化は、心臓病・脳卒中を引き起こす。

悪玉コレステロールが善玉コレステロールより多くなると、プラークが生じ、内腔が狭くなる。

血流が悪くなって、体のすみずみに酸素・栄養素を運べなくなり、細胞の代謝を低下させる。

更に症状が進むと、血管が破れ、血流が途絶え、脳卒中・狭心症、心筋梗塞を引き起こす原因となる。

毛細血管の老化防止

シナモンには、シンナムアルデヒドというフィトケミカルが含まれている。他にも、

・血糖値を抑える

・リラックス効果

・鉄分 7・1㎎／100g

・カルシウム 1200㎎

・カリウム 550㎎——余分な水分を排除する（ナトリウムも同様な働き、むくみ減少）

（注意）クマリン　毒素あり、最大摂取量0・6〜3g／日

動脈硬化を起こす仕組み

動脈の内側にある内膜をおおう内皮細胞は、血液が順調に流れるように血液の凝固を抑える物質を分泌したり、一酸化窒素（NO）を分泌して血管の収縮をコントロールする。

ところが、血圧が高いと、血管内を流れる血液は通常より速く流れる。すると血管の内皮細胞を傷つける。血圧が高い状態が続いていると、内皮細胞に傷あとが残る。内皮細胞の傷あとには、血中コレステロールがしみ込んで、粥状動脈硬化（後述【豆知識】）を起こし、動脈内腔が狭くなったり、内腔には繊維質のたんぱくを合成させて血管の弾力性を奪う。

動脈硬化が起こるとカテコールアミン*が分泌され、心臓の拍動回数を増やしてより多くの血圧を流そうとする。その結果、血圧がさらに上がり、動脈硬化が進むという悪循環を起こす。

＊カテコールアミン

血圧を上昇させるホルモンには、アドレナリン（副腎髄質から分泌される）、ノルアドレナリン（交感神経末端から分泌される）、ドーパミン（視床下部から分泌される）があり、3つを総称してカテコールアミンと呼ぶ。

〈症状〉

動脈硬化性疾患*を起こすまでは、全く自覚症状がない。

動脈は酵素・栄養素を全身に送る。全身にくまなく送るので、高い圧力で送る必要がある。圧力に耐えるため、血管壁は静脈に比べて厚い。

動脈壁が更に厚くなって血液が通る部分（内腔）が狭くなったり（狭窄《きょうさく》）、弾力性を失って血管が固くなってしまうのが動脈硬化。

＊動脈硬化性疾患

動脈硬化により血管の内腔が狭くなる（狭窄）、つまる（閉塞）、膨らむ（動脈瘤）などによって起こる病気をいう。

・狭窄——その先の組織・臓器に充分な血液を送れない。狭心症——心臓の血管、冠動脈に狭窄があると狭心症。足の動脈に狭窄があると閉塞性動脈硬化症。

・閉塞──数分から数時間、血液が流れないと、組織・臓器は壊死する。→心筋梗塞、脳梗塞。広範囲の梗塞は心不全・腎不全の原因になる。

・動脈瘤──大きくなると破れ、出血する。→動脈瘤破裂、脳出血、くも膜下出血、胸部大動脈瘤破裂、腹部大動脈瘤破裂

【豆知識】動脈硬化の種類

出来る場所やおこりかたによって以下の3つに分類される。粥状《じゅくじょう》動脈硬化*、中膜硬化、細動脈硬化。

粥状動脈硬化──粥腫（アテローム）という「おかゆ」のようなかたまりが、動脈の内腔の壁にでき、盛り上がってくるタイプ。動脈硬化の合併症の多くは、粥状動脈硬化によっておきるので、たんに動脈硬化というと粥状動脈硬化をさす。

粥状動脈硬化のおこりかた──内皮細胞が傷つくと、そこからコレステロールなどの物質が動脈の壁に侵入する。単球がコレステロールを取り除くために内臓に入り込む。内臓下でマクロファージという細胞に変化して、コレステロールを食べて球状に膨らむ(泡沫細胞)。また、傷ついた内膜を修理するために内膜から平滑筋細胞が移動し、

組織を産生する。損傷と修復が繰り返される。すると泡沫細胞が蓄積し、壊死してコレステロール等を内膜に放出する。また、平滑筋細胞が次々と産生する。結果、内膜が厚くなる。

〈原因〉

・三分の二が食生活。他に運動不足・喫煙・飲酒・睡眠不足
・脂質異常症
・高血圧——血圧が高いと動脈の壁に負担がかかり、内皮細胞や平滑筋細胞に傷がつきやすくなる。
・糖尿病——中性脂肪値が高くなり、ＨＤＬコレステロール値が低下する。
・メタボリックシンドローム
・高尿酸血症——尿酸が動脈硬化を進めるというより、高尿酸血症では、肥満、脂質異常症を合併することが多い点が問題。
・加齢

〈検査〉

・血圧測定

・血液検査

・眼底検査――動脈を直接観察できる。高血圧や糖尿病による出血。

・超音波検査――頸動脈エコー：頸動脈のプラーク（動脈硬化巣）の厚みや範囲を測定する。

・脈波伝播速度検査（ＰＷＶ）――動脈壁の硬さを評価する指標。速いほど動脈壁が硬化している。

・ＡＢＩ検査――足首と上腕の血圧測定する。普通、足首の血圧は上腕の血圧より高い。下肢閉塞性動脈硬化症があると、上腕の血圧より低くなり、ＡＢＩが低くなる。

・他にＣＴ、ＭＲＩ、血管造影検査がある。

〈予防〉

食事療法

・脂肪—飽和脂肪酸、一価不飽和脂肪酸、多価不飽和脂肪酸を3対4対3の割合で摂取するのが理想的。

飽和脂肪酸—脂。ラード（豚脂）、バター、牛脂、牛肉、豚肉、鶏肉。

一価不飽和脂肪酸—オレイン酸（オリーブオイルに多く含まれている）

多価不飽和脂肪酸—オメガ3脂肪酸（青魚、マグロ、鮭のＥＰＡ・ＤＨＡ）

オメガ6脂肪酸（リノール酸—ひまわり油、コーン油、大豆油）

・タンパク質—大豆に含まれるアルギニン（アミノ酸）、魚介類のタウリンは動脈硬化の発症・進展を予防する。牛肉や鶏肉より大豆・魚から。

・食物繊維—こんにゃく、海藻、サツマイモ、キノコ類、寒天：原料はテングサ

・アルコール1日25ｇ以下（日本酒一合）

・血液中の善玉コレステロールと悪玉コレステロールのバランスを保ち、腸内環境をよくする。

【豆知識】

①腸内環境

腸は必要な栄養素を吸収し、老廃物や細菌・ウイルスを体外に排除する。そのため、血液中を流れる免疫細胞の多くが腸に集まり、腸の粘膜で病原菌を攻撃し、侵入をブロックしている。これが、免疫システム。

食物繊維は腸内環境を整えて、便秘を予防する。

活性酸素（身体を酸化させる物質、細胞を錆びつかせるもの）の発生を食い止め、除去するには、腸内環境を整えて、免疫力を高める。活性酸素は、動脈硬化を由来とする病気（心臓病、がん等）の引き金になる。血管・骨なども蝕む。

「病気にならない」だけでなく「若さを保つ」には、免疫力を高めておく必要がある。

その人固有の腸内フローラがある。

生まれてすぐに飲む母乳には、免疫物質（免疫グロブリンA＝IgA抗体）が含まれている。その後口から入った細菌が腸内に定着し、その人固有の腸内フローラを形成する。

自分の体に合うと感じられる乳酸菌やビフィズス菌が入ったヨーグルトや発酵食品がお勧め（いろいろなエサを用意する）。

②食物繊維――消化酵素では消化されない・消化吸収しにくい食品成分

小腸で吸収されず大腸まで達する。善玉腸内細菌に利用される。

またコレステロール値の低下、肥満・生活習慣病の予防になる。

・水溶性食物繊維――（粘性・保水性があるので）大腸の中でゼリー状になり、食物の移動を遅くする→糖質の吸収を穏やかにする→血糖値の上昇を抑えるナトリウムを排出して高血圧を予防する。コレステロールを吸着し排出する。

昆布・ワカメ・ヒジキ（海藻類）、大麦・ライ麦、全粒粉パン、バナナやリンゴ、オクラ、ナガイモ。

ペクチン……リンゴ、果物の皮、ミカンの袋や筋

発酵食品……キムチ、ぬか漬け、野沢菜漬け、ザワークラウト

・不溶性食物繊維――ザラザラした糸のような形状。水分を吸収し便の量を数倍～数十倍に増やし、大腸を刺激して排便を促す。有害物質を排除するので大腸がん

の予防。

オリゴ糖を多く含む野菜（ゴボウ・サツマイモ・たまねぎ）、キノコ類（干しシイタケ・エノキ）、大豆・おからに多い。

・食物繊維の多い食品——100g当り
カボチャ3・5g、サツマイモ3・5g、ブロッコリー4・4g、トウモロコシ3・1g、ほうれん草2・8g、ゴボウ5・8g、いんげん19・3g、枝豆5・0g、納豆6・7g、玄米ご飯1・4g、全粒粉11・2g、ぶなしめじ3・7g、エリンギ41g、干しひじき43・3g、リンゴ1・5g、キウイフルーツ2・5g

・食物繊維摂取基準（厚生労働省）男性65歳以上……20g

・食物繊維20gを摂取するのに必要な食材
ゴボウ（1本180gに食物繊維量10・3g）　2本
ほうれん草（1束250gに7・0g）　3束
アボカド（1個230gに12・3g）　2個

（注意）高カロリー（1個で200～250㎉）なので、1日1個が限度

ひじき（乾燥）　約50ｇ

焼きのり　約60ｇ

③サビ

活性酸素（悪玉の酸素）により細胞が酸化し、サビが進行する。活性酸素は、呼吸することによって発生する。ストレス・喫煙、大気汚染、食品添加物も発生の要因。身体には、活性酸素を防御するシステム＝抗酸化力が備わっている。しかし、加齢とともにその機能は低下する。

抗酸化力を高める効率的な方法が、食物の力を借りること。

色の濃い野菜はフィトケミカルを含む。他に果物。

④フィトケミカル―野菜・果物に含まれている植物性化学物質。植物の色素、苦味、辛み、香りを作っている成分。一千種類以上。

ぶどう（ポリフェノール）、トマト（リコピン）、ブルーベリー（アントシアニン）

・多種類の食材を食べる↓7色の野菜
・色の濃いもの
・皮や茎の部分に多い↓皮をむかず、まるごと（無農薬）

⑤サビつき予防によい食材
・ブロッコリー……血栓・がん予防――スルフォラファン（細胞内の抗酸化酵素がよく働く）フィトケミカルが多い
・小松菜、キャベツなどアブラナ科
・トマト……がん予防――リコピン
・大根……免疫力アップ・がん予防――イソチオシアネート

⑥免疫力（第2章　健康診断〈血液検査〈脂質検査（肝臓【豆知識】②免疫力を参照して下さい）
腸内の善玉菌は、食べ物の消化吸収を助ける一方、腸内を酸性に保って病原菌を弱らせることで免疫力を高める。

悪玉菌は、腸内をアルカリ性にして、腸内を腐敗させ、発がん物質や毒素等の有害物質を作り免疫力を低下させる。

日和見菌は、勢力が強い方に加勢するので、悪玉菌が増えるとその勢いをパワーアップさせ、免疫力を低下させる。

免疫システムが乱れると病気にかかりやすくなる。

・腸内に有害物質が入り、腹痛・下痢
・細菌・ウイルスによる食中毒・感染症
・免疫細胞であるT細胞の働きがアンバランスとなり、アレルギー・自己免疫疾患
・代謝機能や活性酸素の除去能力が低下したことによる生活習慣病
・脳の活性化を妨げることによるアルツハイマー病

⑦なぜ、悪玉菌が増える

健康な人の腸では、善玉菌が優位な状態にあるが、ちょっとしたことでも悪玉菌は増殖し、腸内バランスは変わる。

・肉中心の食生活――悪玉菌は、脂肪・タンパク質を栄養源としている。高脂肪食に偏る、野菜を取らない。
・加齢
・ストレス――慢性的な疲労、睡眠不足
・抗生物質――抗生物質は特定の症状の緩和に効果があるが、腸内の善玉菌を死滅させる。
・食品添加物――低カロリーを謳う食品（カロリーオフ）に含まれる人工甘味料（スクラロース、アスパルテーム）は腸にとっては異物。脂肪を集めて人工甘味料を包み込む↓脂肪が溜まりやすい。
・便秘――腸内に便が長くとどまり、便を栄養源として悪玉菌が増殖する。アミノ酸・タンパク質の分解が促進され、アンモニア・硫化水素（有害物質）が作られる。有害物質がたまると、おなかが張り、腹痛。腸内から吸収されると、血液に乗り全身を巡り、細胞の新陳代謝を低下させ、老化を促す。便秘は腸内環境が悪化しているサイン。

⑧若さを保つ腸内環境

「病気にならない」ことに加えて、「どこも快調な状態」（からだも、心も、見た目も、若々しい状態）、「若さを保った状態」が理想。

「活性酸素」（からだを酸化させる物質、細胞をサビつかせるもの）の発生を食い止め、除去するには、腸内環境を整えて、免疫力を高めておくことが重要。

発酵食品の強みは整腸作用。腸の働きを正常に保つことが、免疫力アップに貢献し、代謝を上げる。

発酵食品は便秘や下痢を予防する。腸内に不要な老廃物が長くとどまると、発生した毒素が腸から吸収され、細胞を傷める原因となる。発酵食品の整腸作用により、デトックス（体にたまっている毒素・老廃物――水銀・鉛・コレステロール・活性酸素を排出すること）しやすいからだになる。

また、ストレスを軽減したり、心の安定を保つ効果もある。

⑨代謝

生体内の化学反応で、体外から取り入れた物質を使い新たな物質を合成したり、エネルギーを生み出すこと。代謝が上がるということは、古い細胞が新しい細胞に生まれ変わるのを促し、からだ全体の機能を活性化させる。

体内で作られる代謝酵素は、細胞の形成、免疫力アップ、運動や思考など、すべての生命維持活動を行っている。加齢とともに生成量が減るので、食べ物から補う必要がある。

5）糖尿病

〈症状〉

初期はほとんど自覚症状がない。血糖値（血液中のブドウ糖濃度）が異常に高い状態により引き起こされる病気。ブドウ糖は体を動かすエネルギー源となり、濃度は一定範囲内に調整されている。（膵臓から分泌されるホルモン）インスリンが調整している。

インスリンが不足したり、正常に働かなくなると、調整がうまくいかなくなり、血液中にブドウ糖があふれる。

・リスク

血糖値が高い状態を放置すると、合併症：糖尿病網膜症、糖尿病神経障害、糖尿病腎症、脳卒中・心筋梗塞の発症リスクを高める。

〈原因〉

生活習慣、特に肥満。

肥満の目安――現在の体重が20歳のころに比べ10kg以上増えていると要注意

60～70歳代の人は、肥満でなくても、血液中のブドウ糖をエネルギーに変換する能力（耐糖能）が低下し、細胞の老化により血糖値を下げる力が弱くなる（インスリン抵抗性）ので糖尿病発症のリスクがある。

〈予防〉

・摂取カロリーを抑える。

・食べ過ぎは血糖値を上昇させ、脂肪も蓄積しやすくする→腹七分目

・食べる順番——野菜（果物も中性脂肪を高めるので控えめに）、食物繊維の多い食品から。
・料理の仕上げを固めにする→おかゆよりも、玄米ご飯の方が嚙む回数が多くなる。一口30回以上ゆっくりとよく嚙む。食事の途中で話をするとか、ちょっと立って飲み物を取りに行く等20分以上を目標に。
・ネバネバ・ヌルヌル食品（オクラ、長芋、もずく、モロヘイヤ）が良い。これらの食材は、加齢とともに低下するインスリンの分泌を促し、はたらきを高める。その成分が一緒に摂った炭水化物（糖質）を包み込み、インスリンが分泌されるまでの時間稼ぎをする→食後の急激な血糖値の上昇を抑える。
・黒酢等発酵食品を合わせて摂ると、高GI*食品を、低GI化して血糖値の上昇を抑える。

＊GI値——食品に含まれている糖質の「吸収の度合い」を示す。血中のブドウ糖の濃度は、GI値が低い食品ほどおだやかに上昇する。
低GI（数字はGI値）そば55、全粒粉パン55、玄米55、リンゴ35
ミカン30～39、きのこ　40未満、アーモンド25、ブロッコリー25、キャベツ26、ほ

うれん草　15

高GI——パン95、うどん85、白米88、ジャム82、じゃがいも90、ニンジン60

飲み物——コーヒー（ミルク入り）35、紅茶（ミルク入り）20、ブラックコーヒー16、ココア47、100％果汁ジュース42

筋トレ後——エネルギーが枯渇している状態が長時間続くと筋肉量が減る。防ぐには糖分補給。高GI食品（＋タンパク質）がよい。

〈食材〉

・オクラ——悪玉コレステロールの吸収を阻害、血糖値の上昇抑制

・もずく——フコダイン（昆布など褐藻類の粘質物に含まれる硫酸化多糖の一種、食物繊維）がインスリンの急激な上昇を抑える

・ヨーグルトは毎日・毎食—pH3くらいの強酸である胃酸にビフィズス菌が殺されるので食事中にとる（糖質ゼロのヨーグルトが良い）。

〈要注意の食材〉

・果物――ビタミンCは豊富だが、果糖が中性脂肪を作りコレステロールとなる（尿酸値も増やす）。食後に口直し程度（例えば、みかんは半分とし、半分はタッパーに入れ翌日に）。

砂糖は、果糖＋ブドウ糖なので、果糖が中性脂肪・コレステロールを作る。

・ハム、ソーセージ、ちくわ等加工食品は塩分・防腐剤・添加物が多い

・食物繊維

玄米ご飯――（白米8、十穀米または玄米2）から始めて（白米1に玄米2）ぐらいにする

パン――全粒粉パン

・菓子パン（クリーム、あん、ジャム、バターロール）は減らす

〈調理〉

・油――調理にオリーブ油を、てんぷらはてんぷら油

少ない油（油引きを使い、低めの温度から調理すれば、少ない油でもこげない）
・砂糖――ラカントは高価（60g1800円）だが糖質ゼロ。白砂糖は不可、せめて三温糖
・やさしおの塩分は普通の塩の二分の一
・糖質・タンパク質・脂質の割合：（標準）6対2対2（理想）4対3対3
・野菜1日350g＋きのこ類

6）脂質異常症

〈脂質異常症〉
脂質異常症とは、血液中の脂質（コレステロール*・中性脂肪）が多すぎる病気。
・高LDL（悪玉コレステロール）140mg／dℓ以上
・低HDL（善玉コレステロール）40mg／dℓ未満
・高中性脂肪（トリグリセリド）150mg／dℓ以上のタイプがある
自覚症状がないので、放置すると（増えすぎた脂質が血管内にたまって）動脈硬

化を引き起こす。

しかし、コレステロールは、体になくてはならない重要な物質である。

・細胞膜を作る原料

・ホルモン（女性ホルモン、男性ホルモン、消化液の胆汁）の原料

・トリグリセリド（中性脂肪）は、エネルギー源となる。過剰なエネルギーを脂肪として貯《た》めておく。

LDLコレステロールが高いと、狭心症・心筋梗塞・脳梗塞になりやすい。

トリグリセリドも高いと動脈硬化疾患にかかりやすい。

HDLは、低下すると動脈硬化性疾患にかかりやすくなる。

＊コレステロール

血液（血清）には、コレステロール、トリグリセリド（中性脂肪）、リン脂質、脂肪酸などの脂質が含まれています。これらの脂質は水に溶けにくいので、アポ蛋白と結合して、水に溶けやすいリポ蛋白という粒子になって血液中を流れています。

〈症状〉

脂質異常が長く続くと、全身の動脈にコレステロールが溜まって粥状動脈硬化となり、動脈内腔が狭くなったり、血栓で閉塞する。

〈原因〉

ここでは続発性脂質異常症*の原因について述べます。

＊以下の原因で発症する脂質異常症。（体質・遺伝子異常により発症する原発性脂質異常症は別の脂質異常症）

・不適切な食事

エネルギーの過剰摂取――脂肪、卵黄、牛乳、チーズのとりすぎ

同じエネルギーなら、肉・バター（飽和脂肪酸）よりも、魚・植物性の不飽和脂肪酸を多く含む脂肪

卵黄・ウニ・イクラはコレステロールが多い

甘い果物・アイスクリームは中性脂肪を増やす
→ゴボウ・セロリ・ダイコン（繊維質が多い）を多めに
・過剰な飲酒
・運動不足は脂質の代謝機能を低下させ、中性脂肪をためやすくする。
・糖尿病・肥満症・メタボリックシンドローム・脂肪肝・痛風・高尿酸血症が原因のこともある。

〈予防〉
・夕食は軽めに
夕食後は寝るだけで、消費されなかった糖質・脂質は中性脂肪に作り変えられ蓄積される。
・朝食・昼食はしっかり、おかずに野菜・キノコ類、海藻など。主食は、玄米・雑穀・麦を混ぜる（ビタミン・ミネラルがあり、噛み応えがあるので早食いを防ぐ）
・白米は糖質が多い――40g／100g、うどん21g、中華麺26g、パスタ31g、春雨20g、ソーメン26g

（食事療法）

栄養素配分を適正に

炭水化物60％、タンパク質20％、脂肪20％

タンパク質は獣鳥肉より魚肉・大豆たんぱくを多めに

脂肪は獣鳥肉性脂肪を少なく、植物性・魚肉性脂肪を多めに

・コレステロールは1日３００mg以下

できれば、飽和脂肪酸／一価不飽和脂肪酸／多価不飽和脂肪酸の摂取比率を３対４対３にする。

・食物繊維25ｇ以上

・アルコール25ｇ以下

・魚及び植物性の脂肪は不飽和脂肪酸を多く含むが、高温に加熱すると過酸化脂質になり、動脈硬化を進める。加熱しすぎないように。

〈食材〉

・コレステロールのもとになる動物性脂肪、中性脂肪のもとになる甘い物、アルコールを減らす。

一口サイズの菓子、あめ玉も「これくらいなら」は不可。「塵も積もれば……」と考える。

・赤味噌は朝食に、コレステロール・中性脂肪を低下させ、代謝を上げる。

・白みそは夕食に、中性脂肪を低下させ、鎮静効果がある。

・海藻――抗肥満効果

・青魚等――悪玉コレステロールを低下させるＤＨＡ[*1]、ＥＰＡ[*2]が豊富

・大豆製品――悪玉コレステロールを低下させる

（＊１）ＤＨＡ（ドコサヘキサエン酸）――植物や魚の油＝不飽和脂肪酸＝常温で液体

ウナギ・マグロ・ぶり・さば・さんま

動脈硬化の予防・心臓病の予防・がん細胞の炎症を抑える・抗アレルギー

（＊２）ＥＰＡ（エイコサペンタエン酸）

えごま油、亜麻仁油、くるみ、豆類、緑黄色野菜

・ＤＨＡ・ＥＰＡ・α―リノレン酸を合わせた1日の摂取目安量：男性２・０ｇ／女性１・６ｇ。（日本人の食事摂取基準２０２０年版）

・α―リノレン酸は、「酸素」による活性化が行われた場合に限り、ＤＨＡやＥＰＡに変わる。

えごま油・亜麻仁油は酸化しやすいので早めに使い切る。熱に弱い（加熱しない）。

↓ドレッシング

えごま油・亜麻仁油は、値段が高いが数ヵ月は持つ（少量使用）

血流を促す、がん細胞の炎症を抑える・血圧を下げる

（運動療法）

最高酸素摂取量の約50％程度の運動強度。１日30分以上（出来れば毎日）、週１８０分以上　息の上がらない程度

速歩、社交ダンス、水泳、サイクリングなどの有酸素運動

高齢者は軽度の筋力トレーニング（筋肉が減少しているので）

〈最近の研究〉

最近の研究によると「植物油は健康的だが、動物の脂は体に悪い」というのは思い込みで、一概にそうとは言えないことが分かった。「からだにいい油、悪い油ランキング」（文藝春秋2014・6大櫛陽一）によると

マーガリン、ショートニング（「トランス脂肪酸」植物油に水素を添加）は血管の炎症性を高め、心臓病のリスクを高める。ファーストフードの揚げ物・スナック菓子・菓子パンに多用されている。

リノール酸サラダ油（ひまわり油・大豆油・コーン油・ごま油・サンフラワー油）が健康に良いとされていたが、取り過ぎると心臓病・脳卒中・がん・アレルギー疾患が増えるという研究が増えてきたという。

（私の場合）

40代仕事で宴会が多く、酒をほぼ毎日飲んでいました。悪酔いしないためには食べること、と聞いて脂っこいものを腹いっぱい食べていました。健康診断で脂質異常症と診断されましたが、特に治療の指示はなかったので気にせず、50代迄脂っこい食事

とアルコールの日が続きました。

50代にコレステロールを低下させる薬を処方してもらい、70歳後半に薬をやめても問題ない状態になりました。

81歳現在は、善玉コレステロール101（基準値40〜85）、悪玉コレステロール102（基準値65〜139）、中性脂肪54（基準値30〜149）、総コレステロールは215（基準値120〜219）と今迄で最良の状態です。

7）脳卒中

〈脳卒中とは〉

脳の血管に障害が起こりその先に栄養が行かなくなり、細胞が死ぬ病気。

前ぶれがない。

加齢とともに血管の老化。

1、血管が詰まることで起きるタイプ

i）脳梗塞——脳卒中の中で死亡率が最も高い。

・コレステロールの塊が脳の太い血管を塞ぐ
・脳の細い血管に動脈硬化が起こって詰まる
・心臓にできた血栓が流れてきて脳の血管を塞ぐ

ii）一過性脳虚血発作——脳の血管が詰まるが、24時間以内に回復する。脳梗塞の前ぶれ。

（私の場合）

真夏の暑い時に、水分補給せずに20分ぐらいてんぷらを揚げていたときです。急に意識がなくなり、子どもに抱えられてベッドで休む事態になりました。すぐ治りましたが、一過性脳虚血発作だったと思われます。

2、血管が破れることで起きるタイプ

ⅰ）脳出血――脳の細い血管が破れて出血し、神経細胞が死ぬ。原因は高血圧や加齢により脳の血管が弱くなったことによる。

ⅱ）くも膜下出血――脳をおおう三層の膜のうち、くも膜と軟膜の間にある動脈瘤《りゅう》が破れて、膜の間にあふれた血液が脳を圧迫することで起こる。

〈原因〉

・高血圧――高血圧は動脈硬化を招き、血管を劣化させ、血流も悪くなり脳卒中になりやすい。
・脂質異常症
・糖尿病
・加齢
・タバコ、酒（日本酒1日1合が適量）

・肥満、運動しない

〈予防〉
・減塩
　1日10g未満、血圧が高めの人は6g未満
・野菜・果物（塩分を排出するカリウム）
・コレステロールの管理
　肉の脂身は避ける
　青魚（イワシ、サンマに含まれる不飽和脂肪酸のDHA・EPA）が血流も良くし脳機能を活性化する
・発酵食品
・納豆（血栓を溶かす作用）

〈その他の食材〉
・たまねぎ（動脈硬化を予防する）

・青じそ（動脈硬化を予防、血管の老化を防ぐ）

8）心臓病

『家庭医学大事典』には、「心臓病」の表記はなく「心臓の病気によるおもな症状」とある。

・心不全*による息切れ

＊血液を送り出すポンプの働きが低下し、必要な血液が送り出せない状態を心不全という1つの疾患・病名ではなく、症候名を表す。

・狭心症や心筋梗塞による胸の痛み

・不整脈による動悸《どうき》・脈の乱れ・ふらつき・失神

・心筋虚血——加齢・生活習慣病→冠動脈が動脈硬化→冠動脈の内腔が狭くなる（狭窄）→血液の流れが悪くなる→心臓の筋肉が必要とする血液量（酸素）が心筋細胞に到達しない→酸素不足になる現象を心筋虚血という。

・狭心症――運動・労作（身体を動かすこと）→血圧心拍数増加→心筋細胞の酸素必要量が増加→それに見合う酸素を送り込めない→一時的酸素不足⇒（一時的）心筋虚血

胸痛が起こる。長くて15分程度、安静にすれば治る。

・心筋梗塞――冠動脈の内腔が塞がった状態が長く続き、血流が完全に途絶え、酸素・栄養が運ばれない。心筋の組織が壊死する。

急激に発作が起こる。すぐに専門医を受診すれば回復する。

冠動脈の血流が完全に途絶えても、心筋細胞はすぐには壊死しない。酸素が届かない状態が20分以上続くと、心筋細胞はもとに戻らない。

→その後、血流が回復しても、細胞は生き返らないか、一部生き返っても障害が残る。

重度の発作が起きた場合は死に至ることもある。

〈原因〉

・高血圧、高血糖（糖尿病、肥満）、高コレステロール（脂質異常症）、タバコ

　→特に、血圧とコレステロールを正常値に保つ

・ストレス――過度のストレスが続くと、副腎髄質《ふくじんずいしつ》からカテコールアミン＊が分泌され、血圧・血糖値を上昇させ、心拍数を増やし、心臓の収縮を促す。これが続くと心肺機能が低下して、心臓病を引き起こすリスクが高まる。

＊カテコールアミン――ホルモンでドーパミン、ノルアドレナリン、アドレナリンの総称。

（心臓病を起こしやすい人）仕事熱心、自信家、几帳面、競争心が強い

〈予防〉

・高血圧――正常値に安定させる――減塩

・高血糖――摂取カロリーを制限する、毎日体重計にのり体重の増減を意識する

・高コレステロール――動物性脂肪、炭水化物を摂り過ぎない

・ストレスをためない――リラックスタイムをもつ、趣味を楽しむ

・のんびりお風呂に入る

（食材）

・オメガ3脂肪酸――善玉コレステロールを増やす。
不飽和脂肪酸の一つで、細胞が正しく機能するのに欠かせない栄養素。
悪玉コレステロールが増えると、血管壁に沈着し血管を狭くし、血流を悪くする。
善玉コレステロールは、悪玉コレステロールを回収し、血管壁への沈着を防ぐ。
・えごま油、亜麻仁油
・発酵食品――黒酢、納豆、酒粕
・リンゴの皮の下に含まれるリンゴポリフェノールは、血中コレステロール値を抑制する。
・青魚（オメガ3脂肪酸であるＤＨＡ・ＥＰＡが豊富）
・ナッツ類（悪玉コレステロールを減らす）
・ごま（セサミノールが悪玉コレステロールの酸化を防ぐ）

ない。

（注意）
動物性脂肪が悪玉コレステロールを増やすからと言って、むやみに控えるのは良くない。

9）がん

1日3000〜4000個のがん細胞が発生している。発生しても、免疫力によってすぐにはがんは発症しない。（「免疫力」第2章　健康診断〈血液検査〈脂質検査〈肝臓【豆知識】②と第8章　病気の原因と予防　4）動脈硬化【豆知識】⑥を参照して下さい）

一つの遺伝子ががん化し、20〜30年かけてがん遺伝子が活性化し、がん抑制遺伝子が活力を失うことで、がん細胞が生まれる。それが無限に（幾何級数的に）細胞分裂を繰り返し、増殖しがんが発症する。→加齢と共にがん発症のリスクが高まる。

がん細胞は急速に増殖するので、早期発見が大事です。

（次のページの図「がん細胞の急速な増殖」を参照して下さい）

（がんは遺伝子の病気）

遺伝子に突然変異*が起こって発症する。その結果、細胞は正常の働きをせずに勝手に増え始めて、腫瘍（変異細胞のかたまり）を作る。

＊突然変異―細胞が増えるときのＤＮＡ（デオキシリボ核酸）の複製異常によっておきる。

例―性質の違うタンパク質を作る

正常な細胞に、がんを発生させる因子が潜んでいる。これに外部からの要因（発がん物質―タバコの煙には数十種類の、焦げた食品、カビにも発がん物質―が含まれている。紫外線等）が加わってがんが発生する。

がん遺伝子――遺伝子のうち、変異して活性化すると細胞をがん化させる遺伝子。

がん細胞の急速な増殖

加藤洋編集「消化管癌の発生と自然史」（2000 金原書店）

胃ガンの自然史の半定量的モデルより作成

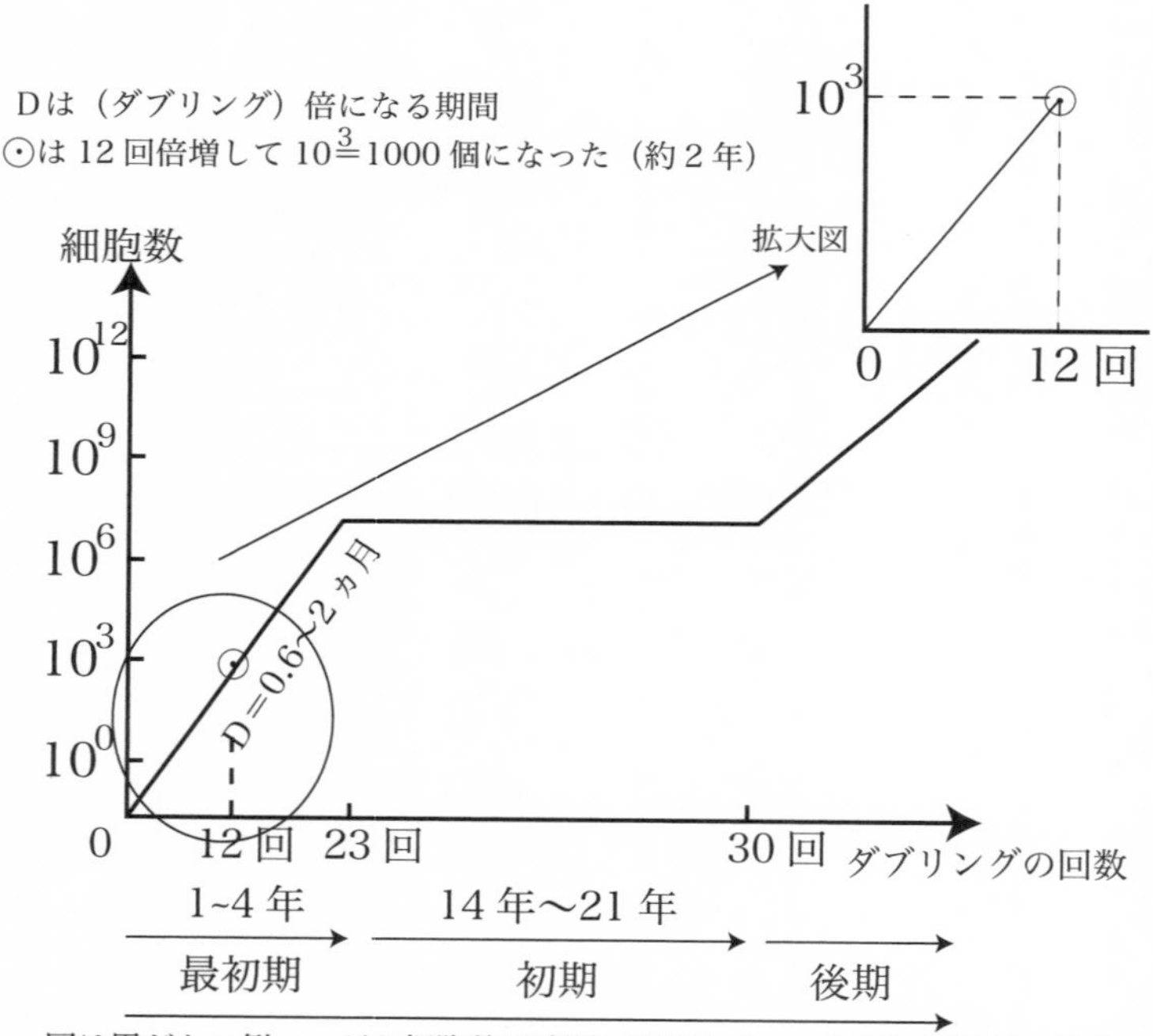

図は胃がんの例で、がん細胞数が時間の経過と共に、如何に短期間で増殖するかを示している。「D」は、D＝doubling 倍増するの意味。

縦線は細胞数で、0 から 10 の 3 乗個（＝1000 個）〜10 の 12 乗個。

D＝0.6〜2 ヵ月とあるのは、1〜4 年、最初期の段階では、0.6〜2 ヵ月の間に細胞数が増殖するという意味。

仮にD＝1 ヵ月とすると、1 年＝12 ヵ月で 12 回倍増する。1 年後には 10 の 12 乗回で、約 1000 個になる。（1、2、4、8、…512、1024…）図の⊙

グラフの勾配が最初期で急勾配になっているのは、それだけ急速に増殖する、ということ。

細胞が増殖・分化する際に働く遺伝子で、その機能が活性化するとがんが発生するので、がん遺伝子と呼ぶ。

がん抑制遺伝子――がん化するのを抑制する作用をもつ遺伝子をがん抑制遺伝子という。

がん抑制遺伝子が欠けたり（欠損）、変異して働かなくなると、がん化するのを止められず、がんが発生する。

以下は安保徹新潟大学大学院教授「すべては免疫力で決まる」（文藝春秋2003・9）による。

【がんにならないための6ヵ条】

・働きすぎをやめ十分な睡眠をとる
・心の悩みを抱えない
・腸の働きを高める
・血行をよくする
・薬漬けから逃れる

・がん検診は受けない

【がんを治すための4ヵ条】
・生活パターンを見直す
・がんへの恐怖から逃れる
・免疫を抑制する治療を受けない
・積極的に副交感神経*を刺激する

*副交感神経――食事や休憩時に優位になる。アセチルコリンを分泌して心臓の拍動をゆるやかにし、血管を拡張して血流を促し、リラックスした体調に整える。
交感神経――昼間の活動時や運動時に優位になる。アドレナリンを分泌して心臓の拍動を高める。血管を収縮させて血圧を上げる。消化管の働きを止めて活動的な体調に整える。

〈原因〉
・タバコ、過度のアルコール、ストレス、偏食、運動不足、肥満

〈予防〉

がん細胞の増殖を食い止めている免疫細胞、特に、リンパ球のナチュラルキラー細胞*を活性化しておく。それには腸の善玉菌を整える。善玉菌はがんのもとなる活性酸素の発生を抑えるとともに、ナチュラルキラー細胞の働きをサポートする。

＊ナチュラルキラー細胞（第2章 健康診断〈血液検査〉・肝臓—脂質検査の項【豆知識】

②免疫力を参照して下さい）

・胃がん——ピロリ菌を除菌すること。

60歳以上で6〜8割が感染している。

・肝臓がん——C型肝炎ウイルスの持続感染で発症するので、ウイルスの除去。

私はC型肝炎を最新の治療薬で完治しました。

原因は、献血を何回もした経験があるので、その時の注射針の共有ではないかと思われます。

〈食材〉

・デザイナーフーズ（第1章　食事　1）食事の摂り方の図を参照して下さい）は、がん予防効果が高い食材約40種類を重要度の高い順からピラミッド状に並べたもの。

にんにく、キャベツ、大豆、甘草、生姜、セリ科の野菜（にんじん、セロリ）等

・ブロッコリー（200種類以上のフィトケミカルが含まれ、発がん物質を排除する）

・トマト（リコピンに強化な活性酸素除去作用がある）

・にんにく（生にんにくは、がんを攻撃するナチュラルキラー細胞のはたらきを高める）

・リンゴ（リンゴポリフェノール＝プロシアニジンが、がん細胞を死滅させる）

・海藻（ナチュラルキラー細胞を活性化させる）

・黒酢（ビタミン、ミネラル、アミノ酸、ペプチドなどが豊富に含まれ、がん細胞の増殖を抑制する）

〈取り過ぎてはいけない食品〉

焦げた食品――発がん物質が含まれている。
塩分が高い食品――胃粘膜を傷つける。
動物性脂肪のとりすぎ――大腸がん、乳がんの発生を助長する。

（不足してはいけない食品）
野菜・果物には食物繊維・ビタミンが豊富に含まれ、がん予防の働きがある。

10）認知症

200万人　65歳以上の有症率　8～10％
脳に病的な変化が起こり、記憶・知的な活動ができなくなっていく進行性の病気。
・アルツハイマー病
脳に「老人斑」（アミロイドβたんぱく）が蓄積したシミが出来ることで、神経細胞が壊され、脳が萎縮する病気。
記憶障害、判断力の低下、失語・失念、見当識障害が起こり、徐々に進行する。

・脳血管性認知症
脳卒中の後遺症として起こる。発作を起こすたびに段階的に症状が進行する。
・レビー小体病
脳幹部の神経細胞に異常なタンパク質が出現し、認知症状を起こす。具体的な幻想があらわれる。

〈原因〉
・根本的な原因は加齢
・アルツハイマー病の場合は、高脂肪食。
・脳血管性認知症の場合は、脳卒中。
脳卒中の引き金となる動脈硬化・高血圧（食生活・運動不足）

〈予防〉
・高脂肪を控える→適切なカロリーの低脂肪食に切り替える。
・腹七分目――高脂肪食を減らし、炭水化物（ご飯・パン）を摂り過ぎない。

30回嚙む

（食材）

・鮭・エビ・カニ（強化な抗酸化力で活性酸素を除去し、悪玉コレステロールを低下させる）
・エキストラバージンオリーブオイル（強い抗炎症作用で脳細胞の炎症を予防する）
・青魚（脳の血流を促し、脳を活性化させる）
・野菜・果物の生ジュースを週3回以上
・赤ワイン（抗酸化力の高いレスベラトロールが豊富）

11）歯周病

『かかりつけ歯科医機能強化型歯科診療所』（2016年制定）では、予防歯科・フッ素塗布を保険診療してもらえる。

ただ、右記診療所に届け出ている歯科はごく少ない。

第9章　生きがい

和田秀樹著の『80歳の壁』では「明日死んでも後悔しない人生の過ごし方」として3つのポイントを指摘されています。

「①食事の我慢、②薬の我慢、③興味あることへの我慢、の3つはすぐにでもやめたほうがいい」と書かれています。

それについて、私の考えを述べたいと思います。

〈食事の我慢〉

「食べたい物（甘いもの）を食べる」のも、「『過剰な糖質』は、健康を損なうリスクが高いので控える→食べたい物を食べない」のもそれぞれの「生き方」ですから、よいと思います。

但し、例えば「甘いものを食べ過ぎると動脈硬化などのリスクが高まる」ということを知った上で甘いものを食べるのであれば、これは「リスクの高い」生き方だと思います。知らずに甘いものを食べ過ぎるのは、食事と健康維持とのバランスについてのリテラシー*（適切に理解する）に欠けているということだと思います。

「甘いもの（食後のデザート）」を食べたいときは、（1日に食べる総カロリーの配分を見直して）他の糖質を減らし、そのカロリー分を甘いものに回せば良いのです。

＊医療リテラシー・医療情報の見方

・広告（新聞・ネット）は信用しない

・エビデンスのある情報は、エビデンスをとるために次のような作業をしている。

——何百人も対象とする治験

——比較臨床試験の繰り返し

——ランダム比較試験

・NHKためしてガッテン：数十人を対象とした実験結果……エビデンスがあると

考えますか？

〈興味のあることへの我慢〉

以下の指摘には全く同感です。

1）したいことをして、脳も体も元気に→巻末参考資料「脳について」を参照して下さい。

2）したいことをすると、脳は喜び若返る

3）お酒は飲んでいい。但し「晩酌を楽しむ」程度に

私の場合「明日死んでも後悔しない人生」とは「子供に迷惑をかけない生活を（死の直前迄）続ける」ことです。

そのためには、健康維持を第一優先順位とする人生が「明日死んでも後悔しない人生」です。

60歳の頃、親の介護をしている仲間の話を聞くと（介護の分だけ自分の時間がなくなり）大変だと思いました。私が90歳になり介護が必要になる頃には、息子二人は65

歳ぐらいですから、老老介護になります。それを避けるには自分が、子供たちの世話にならない一人暮らしが出来るように、今から準備が必要です。

私の場合は親を早く亡くしたので、親の恩恵を受ける時間が少なかった反面、親の介護がなくその分自分の時間が出来たと考えています。（親が長生きすれば親の恩恵を受ける時間が多いが、介護する必要が生じるリスクが高まる。選択出来ませんが……）

いずれにしても、著者が書かれている「あの時ああすれば良かった」と後悔したくない、との考え方には賛成です。

（子供がいない方は「自分の人生を楽しむ、親戚・他人に迷惑をかけない」が人生の目標ということでしょう。）


80歳を超えると旅行・会食も減り、ほぼ毎日のストレッチの他、腰痛のリハビリ、胃がん等の健診に平均月1回、月1～2回の家族との会食、半年に1回の旅行、古い友人との会食くらいがカレンダーを埋めるようになりました。

日野原重明さんは10年先のカレンダーが埋まっている、と話されていました。私は1年先のカレンダーが必要なぐらいの頻度で予定が入るので十分です。あまり慌しい生活にしないように、今のペースを超えないようにコントロールしています。（優先順位の低い会合等は予定にいれない……断捨離。入れるとその分拘束され自由度がなくなる）

それでも、日常生活に必要な時間――健康管理、食生活、家事、断捨離作業等を加えると、1日の大半が埋まり油絵などやりたいことが後回しになります。

結論は、計画することを厳選して、カレンダーを埋めてしまわないことです。

そうすればやりたいこと、目標がはっきりします。その目標を一つ一つ丁寧にこなしていくと、いつの間にか1ヵ月が経っていることに気が付きました。「幸せとは普通に暮らすこと」ということかと思います。

一方、人生を振り返ると若い頃からぼんやり5〜10年先の事を考えていました。小学生の頃は（戦後の混乱期だったこともあり、毎日の生活に追われていて）計画どころではなかったのですが、中学2年の時に父親を亡くしたので、人生ははかないものと感じ将来の事を考えるようになりました。20代迄は勉強に、50代迄は仕事に打ち込み、60過ぎたらゆったりとした生活を……と考えていました。

いま82歳では、当面（5年ぐらい）は健康管理を完璧にして健康に不安のない状態を続けることが目標です。友人に「多田のような健康オタクは早死する」と言われましたが、これからは健康で長生きするのを生きがい・人生の目標とすることにしています。

『80歳の壁』には、「生きがいは、あってもなくても、どちらでもいいと思います」「生きがいは求めない。楽しんでいるうちに見つかるもの」と書かれています。

私は「目標を立て、その目標達成のために努力し、達成したら『ヤッター！』と達成感を味わう」、そのことが脳を活性化すると理解しています。

目標を立てる……達成する……充実感を味わう……次の目標を立てる……この繰り返しが生きがいとなるのでしょう。

皆さんは次のどちらを選択しますか？

A、人生楽しく過ごせば良いので健康を気にしない

B、生活の質（QOL・Quality of Life）を多少損なう（検査その他で）ことがあっても健康第一の生活を送る

「人間ドックに入って、もしもがんが見つかったら怖いから入らない」（健康診断も受けない）という友人がいます。Aの考え方に近いと思います。甘いものが好きなので、「糖質」等は気にしない、というのも同じです。

私は「早期発見が結果的に全体としての生活の質を損なわない」と信じて、50歳から毎年胃カメラによる検査を受けました。健康診断でがんが見つかっても怖いと考えずに、早めに治療した方が良いと考えたのです。

A、人間ドックでピロリ菌が検出され「再検査または胃カメラを撮るように」と言われた。仕事が忙しかったので、ピロリ菌がいるだけでがんになるわけではない、と思い放置した。
B、指示された内容は同じだった。忙しかったが、仕事よりも健康第一と考え胃カメラの検査をした。
皆さんはどちらを選択しますか？

3年後Aさんは胃がんが進行していたので、開腹手術を受け、食事制限があり、その後も再発・転移のリスクが続いています。

Bさんは、胃カメラの結果、早期がんと診断され内視鏡手術を受けました。
3年後、半年に1回の胃カメラ検査を続けていますが、食事制限はありません。

あとがき

この本を書き始めてから時間の使い方が変わりました。

日常生活の時間を除く大半の時間を執筆に費やしました。忙しかった反面、充実した毎日でした。

執筆に集中する事で、アドレナリンが出たのだろうと思います。

書きながら、健康増進のためには、日々の活動・動作をどう改善するかを考えていました。健康増進に良いメニュー・食材選び、ヨガでどの動作が体に効くか、トレッドミルの運動で心臓に負担のかからない速度は等々、それぞれ工夫して実験していたことに気づきました。充実した毎日でした。


素早く丁寧な対応をしていただいた鳥影社百瀬社長に感謝申し上げます。

出版を機会に、更に充実した毎日を送れる自信がつきました。
90歳まで元気に過ごせることを念願しつつ、授かった時間を大切にしたいと思います。

以下は、長寿のための「自分に対する質問」の一例です。

〔食事〕
・毎日、青魚・発酵食品を食べていますか？
・腹八分目を実行していますか？

〔運動〕
・買い物に出たら、遠回りして歩数を増やしていますか？
・歩きすぎていませんか？

〔睡眠〕
11時就寝5時起床は定着しましたか？

〔楽しむ〕
・年間計画を立てていますか？

・仲間と出かけていますか？

息子たちが「おやじ、また健康診断かよ。医療費を負担しているのは俺たち若者なんだから」と言います。この話を医師に話したら「健康診断で早期発見し、早期に治療する場合（A）と、放置して病気が悪化する場合（B）、全体としてかかる費用は、Aの場合の方が安上がりになる（費用対効果）」と。

この文章を書いた後、文藝春秋（2017・5「高額薬は福音か悪魔の囁きか」長田昭二）の記事に次のような文章を見つけました。「新しいC型肝炎治療薬はほぼ確実にウイルスを消すことが出来る（オプジーボの奏効率は2～3割）。なので、たとえ薬価が高くても使う価値はある。C型肝炎は肝臓がんになる確率が高く、がんになって手術を繰り返すことを考えれば、慢性肝炎の段階で確実にウイルスを消しておく方が患者としても、経済的にも有利」

（参考資料）

1）脳について

仕事力の一つに「精神の集中」があります。『莫妄想《まくもうぞう》』は「妄想すること莫《なか》れ」という意味で、現在のことに全力投球（集中）しなさい、過去をくよくよしない、という鎌倉時代の臨済宗の禅僧・無学祖元の教えです。

大脳生理学によると「一つの神経細胞は一つの情報・命令しか通さない『改札口』のようなもの」と言われます。例えば、平均台で演技している選手に声をかけてはいけない。集中力を妨げないためです。日常話している時に遮るのが良くないのも同じ理屈です。

禅の修行の「数息観《すそくかん》」では、数を数えることだけを考えるように前頭葉が計画し、その命令を脳幹の中にある網様体に伝えるのだそうです。（武田豊『自己開発法』大和出版　一九九六年）

数を数えること以外を抑制するのは、次のワーキングメモリー*の機能です。

莫妄想＝妄想すること莫《なか》れ

今の仕事に全力投球…「莫妄想」
過去をくよくよしない、未来について悩まない
→何事も試練と「前向き」にとらえる

・生きがい：創造的活動に専念している時に一番生きがいを感じる
・ヤッターという「達成感」…自己実現
・目標をはっきり持ち、その達成に全力投球…仕事・遊び
・新しい目標を持ち、新しい考え方・行動を取る
・前頭葉が「やる気」をつかさどる
・反射神経の鍛錬…身に付ける
　　→スキルと知識の差…「自然に体が動いた」がスキル

＊ワーキングメモリー

ワーキングメモリーには

①メモする（長く覚えておくのではなく、何らかの作業を終えれば消えてもいい、という記憶装置・短期記憶装置）＊

②余計な情報を抑制する

③何らかの作業をする、という3つの機能がある。

記憶の働きには4段階ある。

・記憶――覚えこむ　・保持――保ち続ける　・再生――思い出す　・忘却――消す

＊短期記憶装置――記憶・情報を一時的に保持し組み合わせて答えを出す機能を言う。その為に中央実行系と3つの一時的記憶装置がある。

・音韻ループ――繰り返して覚える。（「テーブルを拭く、テーブルを拭く、……」）

英単語をカードに書いて持ち歩いて繰り返し覚えたことはありませんか？

・視覚観スケッチ――視覚的に刻み込む、その映像を思い出す。

名前を忘れた時に、顔と名前をセットにして覚えていると思い出しやすい。

・エピソード――何かとつなげて覚える。ストーリーにして覚える。動画として覚える。

いくつかの手順のある仕事ならその手順を思い浮かべてから仕事に取り掛かる。

スポーツのイメージトレーニング。

〈ステップアップ〉

日常、次のような訓練も出来ます。

「牛乳・卵……7つの買い物を頼まれました。品物をイメージするか、スーパーの品物の置いてある場所をイメージして覚える」これも視覚観スケッチの応用です。

記憶の働きには4段階あります。・記銘（刻み込む）・記録（残す）・検索（残した情報を必要に応じて取り出す）・忘却（消す）

短期記憶装置に一時的に刻み込んだ情報（18秒で消えるという説があります）を（必要に応じて思い出せるように）長期的記憶装置へ移して残す。移すことを「長期増強」と言います。記録した情報を必要に応じて取り出す。

右記の音韻ループ、視覚観スケッチ、エピソードは、ワーキングメモリーから長期記憶装置に移す際に使われます。この長期増強は海馬（側頭葉の内側、タツノオトシゴに似ている）で観察されます。

同時通訳の方は、脳を空っぽにし、そこに発言者の言葉を入れ「翻訳して」発信していると言われます。普段「空っぽ」にするという訓練を（集中して）やっているのだそうです。

オノマトペ（擬声語、擬態語）「すっと・がんがん……」を使うと更に脳の活動が高まります。

例えば、勉強を始めるときのイメージ「すっと立ち上がって、ぐいっと踏み出し、どしっと座って、がんがん勉強する」のように映像的なイメージにオノマトペを添えるとより効果的です。

脳の活動——大脳には1000億の細胞があり、内200億は神経細胞。他に神経細胞に栄養補給するグリア細胞がある。一つの神経細胞（A）が電気信号を次の神経細胞（B）に送り（発信・出力）、Bが受信する。AとBの接続部をシナプスと呼ぶ。

プロのピアニストは、手と指の動きにかかわる脳の部位と他の部位を結ぶ部分（白質と呼ばれる）が発達している、と言われる。ピアノの練習は、Aの神経細胞が電気信号を発信し、Bが受信するという動作の繰り返しなので、電気信号を伝わりやすくするのです。

同じ曲を繰り返して練習し、反射的（無意識）に指が動くほど身につけると神経細胞の通信速度が上がり、通信速度が上がると、記憶力が良くなると考えられる。

相撲取りが「自然と体が動いた」というのは、「鍛錬」によって無意識に体が動くほど繰り返し鍛錬し「体で覚えた状態」をいう。これは仕事の「スキル」と同じで、知識では解っていても実行出来ないのは「体で覚えた」状態になっていないからです。

記憶の仕方など他の技能も同じで、繰り返し練習することで反射的（無意識）に必要な事を思い出し、反応が速くなるのです。

記憶の働き4段階は「情報処理の5段階」という説明もあります。
1．感知――音、映像などの刺激が感覚器官に到着する
2．注意――脳に信号として送達される
3．短期記憶――18秒間、5～9項目が留保される
4．長期記憶――学習強化（「長期増強」）により永久的記憶になり脳に貯蔵される
5．検索（想起・引き出し）
ノートに書くことは短期記憶には限界（18秒間）があるので、外部記憶装置に移すことを意味します。すぐ見られるので検索し易いメリットがあるのです。

また同時通訳者はノートに文字だけでなく、検索し易いように、思い出しやすい鍵（ヒント・糸口）になる考え方・ロジックを自分で工夫した記号・略号を使って情報マップ（地図）とすると言われます。右記の視覚観スケッチやエピソードの手法の応用です。

2）ストレス対策

ストレスは測定しにくいものです。感受性には個人差がありますが、ほとんどの方は気づかない内に多かれ少なかれストレスを受けています。ストレスを解消するため

にアルコールに頼りがちですが、体を動かす（テニス・早足の散歩などで汗をかく）のがストレスを解消する上で一番大事なことです。

新将命《あたらしまさみ》氏はストレスの対策としてリクルート映像のビデオ「ストレスと逆境を乗り切る」（「自分を変える、ビジネスを変える」シリーズの第４巻）の中で次のような点を勧めておられます。

・仕事・日常生活の雑事等を前向きに「楽しむもの」と考える
・ストレスがあるのは「生きている証拠」と考え、当たり前のことと居直る
・目先にとらわれず物事を長期的・多面的・根本的に考える
・仕事以外に趣味を持ち複合人間になる
・もやもやしていることを紙に書いて、ストレスの現象を客観的に見る

「次善の策」という言葉がありますが、「事態がどちらに転んでも、いずれもベスト（厳密に言うと、最善の策と次善の策、二つのベスト）の解決策だから自分としては悩まない」というように考えることができれば、ストレスはなくなるのではないでしょうか。

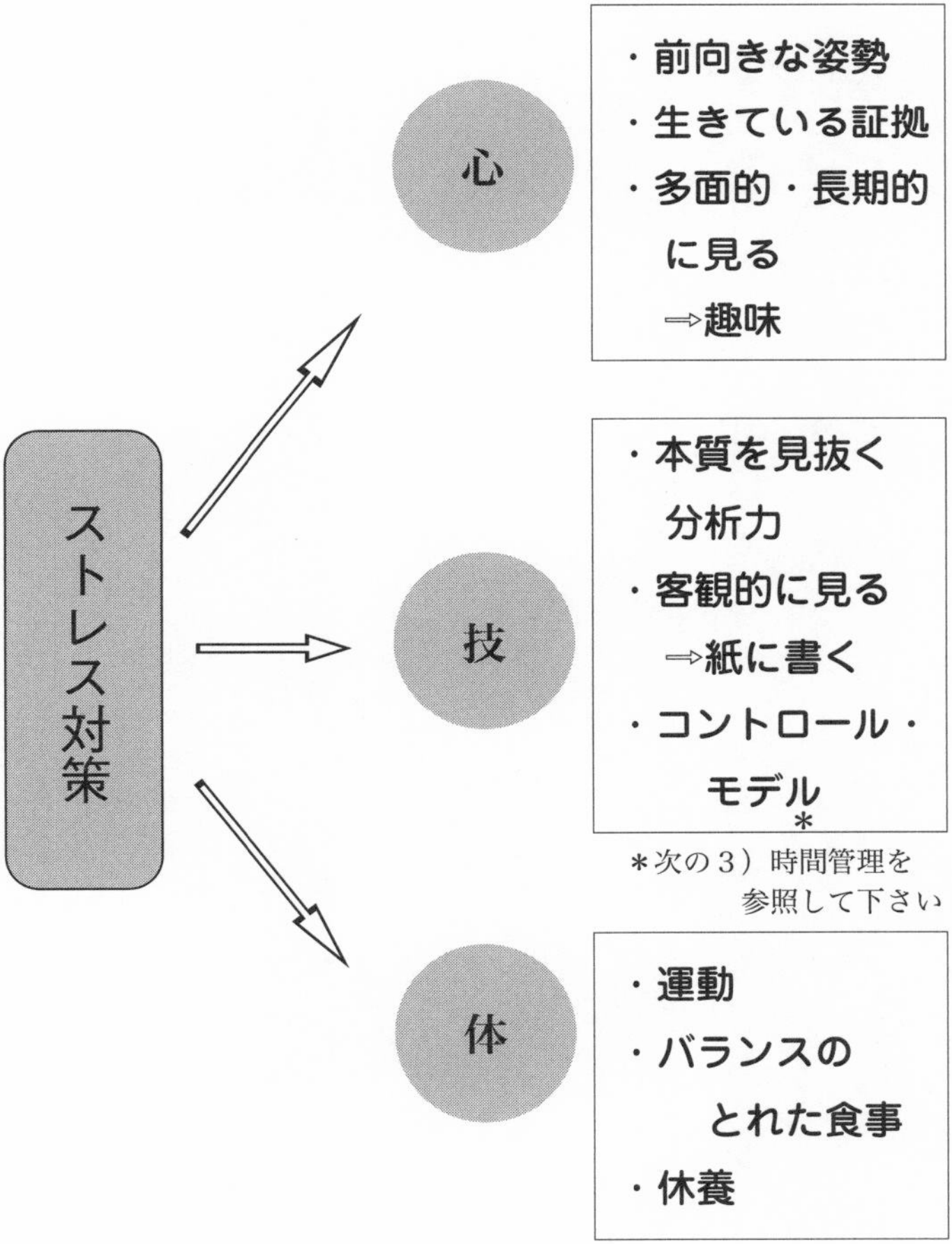
ストレス対策
心
・前向きな姿勢
・生きている証拠
・多面的・長期的
に見る
⇒趣味
技
・本質を見抜く
分析力
・客観的に見る
⇒紙に書く
・コントロール・
モデル＊
＊次の３）時間管理を
参照して下さい
体
・運動
・バランスの
とれた食事
・休養

3）時間管理

「時間管理」とは、「出来事を管理すること」と定義されます。

「管理できない出来事」には寿命や自然現象があり、「管理できる出来事」には、自分の行動があります。管理できる事がありながら、管理できないと間違って信じてしまいがちです。逆に、管理できない出来事を管理できると考えてしまうことがあります。

「コントロール・モデル」図では、次のように教えています。

出来事を図の通りA・B・Cの3つに分けて考えます。その上で「自分の管理できる出来事（この例ではA）に自分の力を集中しなさい。自分で管理できない出来事（Cおよび一部のB）をいろいろ心配したり、批判しても生産的ではありません」と教えています。自分で管理できない出来事を心配することは、ストレスの原因になります。Aに集中することで他のことを忘れ、ストレスは生じません。

A、自分でコントロール出来る出来事…例えば「今日は何を優先的に行うか」

B、自分の力で他に影響を及ぼせる（かも知れない）範囲の出来事……会社の仕事では

「部下のモラール（士気・やる気）をあげて生産性を向上させること（が出来るかも知れない）」

C、自分のコントロール出来ない出来事……例えば「法律が変わったために今まで売れていた製品が規格外となって売れなくなった」

「心のやすらぎ」とは「日常生活で起こるさまざまな出来事を、適切な、自分で納得のいく方法で管理して得られる落ち着きや、安心感のこと」です。「出来事を管理する」ことによって「心のやすらぎ」「充実感」「達成感*」が得られ、その結果「仕事に集中し」「仕事がはかどり（仕事の生産性が向上し）」更によりよく「出来事を管理できる」という好循環が生まれるのです。「仕事の生産性が向上すること」は「同じ時間でより多く、より質の高い仕事が出来る」その結果今迄出来なかった他の仕事が出来るようになるとか、仕事以外の個人的な時間を増やすことが出来るわけです。

＊達成感――「マズローの欲求の5段階説」の5番目

コントロール・モデル

Aに自分の力を集中する。自分で管理できない出来事（Cおよび一部のB）を心配したり批判しても生産的ではない

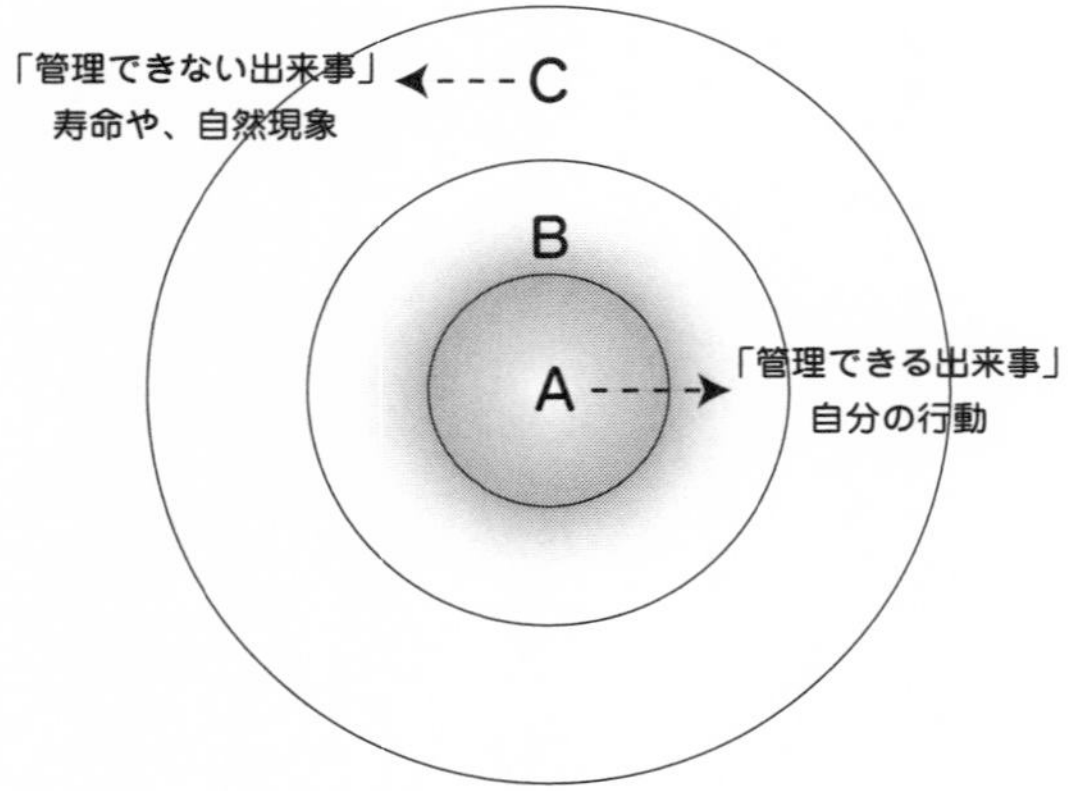

ベンジャミン・フランクリンは「日常生活が自分自身の価値観と一致している時に最も高い生産性と充実感を得ることができる」と言います。「自分自身の価値観」とは「自分の人生で最も優先する考え方」、例えば「健康である」「常に最良のものを求め続ける」「家族を大切にする」「何事にも挑戦する」等です。

（参考図書）

『80歳の壁』　和田秀樹著、幻冬社（２０２２）
『１００歳まで病気知らずでいたければ『発酵食』を食べなさい』白澤卓二著　河出書房新社（２０１２）
『続・体脂肪計タニタの社員食堂』　大和書房（２０１０）
『中高年のための脳トレーニング』　ＮＨＫカルチャーラジオ（２０１４）
『生物の基本ノート』　山川喜輝著　KADOKAWA（２０１４）
『病気にならないサラサラ血液をつくる10日間実践法』　永川祐三監修　永岡書店（２００４）
『家庭医学大事典』　小学館（２００８）
『今日の治療薬　２０１４』　南江堂（２０１４）
『食品成分表　２０１５』　女子栄養大学出版部
『人体の構造と機能及び疾病の成り立ち　各論』　香川靖雄他編集　南江堂（２０１３）

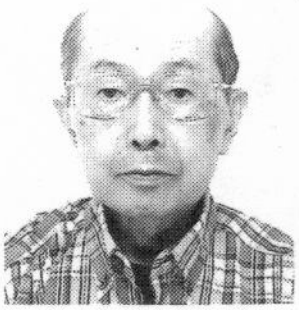

〈著者紹介〉

多田　稔（ただ　みのる）

1964年　東京大学法学部卒業
1971年　コロンビア大学MBA取得
（フルブライト留学）
現　職　すばる人事研究所を主宰、人事・研修コンサルタント
経　歴　1964〜87年新日鉄勤務の後シティバンク、エイボン・プロダクト、アクゾノーベルの人事責任者を歴任し、2002年より現職
著　書　『公平な人事考課が会社を変える』（1999年すばる人事研究所）
『リストラされないための自己診断』（2000年文芸社）
『サラリーマンの勝ち残り作戦』（2001年鳥影社）
『変革型リーダーシップ』（2003年鳥影社）
『団塊世代100日間世界一周の船旅』（2007年文芸社）

90歳の誕生日
をめざして

2024年 6月 18日 初版第1刷発行
訳　者　多田　稔
発行者　百瀬精一
発行所　鳥影社 (choeisha.com)
〒160-0023 東京都新宿区西新宿3-5-12-7F
電話 03 -5948- 6470, FAX 03 -5948- 6471
〒392-0012 長野県諏訪市四賀229-1（本社・編集室）
電話 0266 -53- 2903, FAX 0266 -58-6771
印刷・製本　シナノ印刷

ISBN978-4-86782-079-7 C0095